卫生事业管理与常见疾病护理

主编　杨莉　王艳　孙晓华　吴远玲　潘汉沛　孙传传

上海科学技术文献出版社

图书在版编目（CIP）数据

卫生事业管理与常见疾病护理 / 杨莉等主编 . 上海 : 上海科学技术文献出版社， 2024. -- ISBN 978-7-5439-9113-2

Ⅰ . R19; R47

中国国家版本馆 CIP 数据核字第 202416EN55 号

责任编辑： 王 珺

卫生事业管理与常见疾病护理
WEISHENG SHIYE GUANLI YU CHANGJIAN JIBING HULI
杨 莉 王 艳 孙晓华 吴远玲 潘汉沛 孙传传 主 编
出版发行：上海科学技术文献出版社
地 址：上海市长乐路746号
邮政编码：200040
经 销：全国新华书店
印 刷：北京兰星球彩色印刷有限公司
开 本：787*1092 1/16
印 张：14
字 数：19万字
版 次：2024年7月第1版 2024年7月第1次印刷
书 号：ISBN 978-7-5439-9113-2
定 价：148.00元
http://www.sstlp.com

《卫生事业管理与常见疾病护理》

编委会

主　编

杨　莉　枣庄市妇幼保健院

王　艳　枣庄市妇幼保健院

孙晓华　枣庄市妇幼保健院

吴远玲　枣庄市立医院

潘汉沛　枣庄市立医院

孙传传　枣庄市立医院

副主编

孔子君　枣庄市中医医院

罗素芳　枣庄市妇幼保健院

田勤菊　滕州市中心人民医院

岳宗云　枣庄市台儿庄区马兰屯镇卫生院

黄海萍　枣庄市市中区永安镇中心卫生院

张　梅　滕州市第一人民医院

前 言

在全球化日益加深的今天，公共卫生作为维护人类健康、预防疾病扩散和促进社会和谐发展的关键领域，其重要性愈发凸显。本书作为一部专注于公共卫生与临床护理融合的综合性著作，旨在为读者提供一个全面、深入且实用的知识体系，既系统阐述了公共卫生的特征与智能，又对临床常见疾病的护理进行了详尽的探讨。

本书开篇即深入剖析了公共卫生的核心特征与智能所在，揭示了公共卫生在保障民众健康、应对突发公共卫生事件、推动健康公平等方面的独特作用与重要贡献。通过深入浅出的讲解，我们期望能够增强读者对公共卫生重要性的认识，激发其对这一领域的探索热情与责任感。

随后，本书将视线转向临床常见疾病的护理，这是公共卫生实践中不可或缺的一环。我们精心挑选了一系列具有代表性的临床常见疾病，从疾病的预防、早期诊断、治疗策略到康复护理，进行了全面而系统的阐述。这些内容不仅基于最新的医学研究成果，还融入了丰富的临床实践经验，旨在帮助读者掌握科学、有效的护理方法，提升临床护理技能，从而更好地服务于患者和社会。

在编写过程中，我们特别注重理论与实践的结合，既提供了扎实的理论基础，又给出了具体的操作指南，力求使读者在掌握理论知识的同时，能够将其灵活应用于实际工作中。此外，我们还关注到了公共卫生与临床护理之间的紧密联系，强调了两者在促进人类健康方面的协同作用，为读者提供了一个更为宽广的视野。

目　录

第一章　公共卫生概述

第一节　基本公共卫生内容

随着社会的发展和实践的演化，不同时期、不同领域的专家学者对公共卫生（public health）概念的理解不同，它既是一门学科，又是一种复杂且动态变化的社会事业。公共卫生问题与人类社会发展相伴始终，传染病只是威胁人类健康的主要疾病之一。有社群生活，就有公共卫生问题，与人口数量、人口密度、互动频率呈正相关，如水的供应、垃圾治理、非传染病管理、传染病防控等。公共卫生是以持久的全人群健康改善为目标的集体行动，通过集体行动改善健康。公共卫生基于社会公平正义哲学，并具有明显的政治属性，利用多学科理论解决日益增加的多种挑战，与政府密切关联，并需要加强国际合作应对重大公共卫生事件。

【公共卫生定义】

早在 1920 年，美国耶鲁大学的温斯洛（Charles-Edward A. Winslow）教授提出，公共卫生是通过有组织的社区行动，改善环境卫生，控制传染源，注意个人卫生，组织医护人员为疾病的预防及早诊断提供服务，建立社会机构来确保每个人享有保持健康的生活，使每个公民都能实现其基本的健康与长寿的权利，促进健康和提高效益的科学。这一定义综合且具体地提出了公共卫生的本质、范畴及目的，体现了公共卫生的基本内涵。1952 年，世界卫生组织（World Health Organization，WHO）采纳了温斯洛提出的公共卫生定义。

随着社会和公共卫生实践的发展、人们认识的更新，公共卫生的概念也在不断发展。2004 年，新西兰奥克兰大学荣誉教授罗伯特·比格尔霍尔（RobertBeaglehole）在世界著名医学杂志《柳叶刀》（The Lancet）上撰文一新世纪的公共卫生（Public health in the new era: improving health through collective action），提出公共卫生是通过集体行动改善健康，强调公共卫生是以持久的全人群健康改善为目标的集体行动。这一简述充分反映了现代公共卫生的特点：①公共卫生是一项集体行动，是有组织的或合作的行为，合作是公共卫生实践的核心特征。②公共卫生是一项社会事业，其行动具有可持续性，即需要可持久的政策；③公共卫生服务的对象

像是全人群，目标是全人群的健康改善，减少健康的不平等。其阐述了现代公共卫生理论与实践的 5 个关键主题：①强调政府在整个卫生系统中的领导作用，否则将无法实现全人群的健康改善；②所有部门必须协作行动，避免出现恶化健康的不平等现象，而政府领导是协作行动、促进全人群健康的核心保障；③用多学科方法研究健康决定因素，为决策提供科学依据；④理解卫生政策发展和实施过程中的政治本质，整合公共卫生科学与政府领导及全民参与；⑤建立伙伴关系，使有效的卫生政策能够得到长期的社区和政治支持。比格尔霍尔认为，公共卫生实践中还不能充分体现上述 5 个关键主题。

我国公共卫生的定义与温斯洛定义基本上是一致的，2003 年中国卫生工作会议上对公共卫生做出如下定义：公共卫生就是组织社会共同努力，改善环境卫生条件，预防控制传染病和其他疾病流行，培养良好卫生习惯和文明生活方式，提供医疗服务，达到预防疾病、促进人民身体健康的目的。根据这一定义，公共卫生体系建设需要政府、社会、团体和民众的广泛参与，共同努力。现代公共卫生更加强调政府的责任，政府主要通过制定相关法律法规和政策，促进公共卫生事业发展；对社会、民众和医疗卫生机构执行公共卫生法律法规，实施监督检查，维护公共卫生秩序；组织社会各界和广大民众共同应对突发公共卫生事件和传染病流行；教育民众养成良好卫生习惯和健康文明的生活方式；培养高素质的公共卫生管理和技术人才，为促进人民健康服务。

公共卫生可以概括为三个“P”，即疾病预防（prevention）、健康保护（protection）和健康促进（promotion），这将疾病治疗、预防、健康保护和促进统一起来，是疾病预防和医疗间的连接纽带，是解决慢性疾病等重大威胁

公众健康问题的重要途径。

【公共卫生与全民健康覆盖】

公共卫生的核心价值是健康的公平性，但全球每年都有上亿人因无法获得卫生服务而备受病痛折磨、因使用卫生服务而陷入经济困境、因支付医疗费用而致贫，为此提出实现全民健康覆盖是解决上述公众健康问题的路径，其关键是提供以人为本的综合卫生服务。

（一）全民健康覆盖的基本内容

WHO 对全民健康覆盖（universal health coverage，UHC）界定为：所有人都应当享有所需要的、有质量的卫生服务，并且不因利用这些服务出现经济困难。其涵盖全面的高质量基本卫生服务，核心价值是社会公平。

（二）实现全民健康覆盖的基本条件

（1）建立强有力的卫生系统。

（2）建立卫生服务保障制度。

（3）建立基本药物制度。

（4）培训合格的医疗卫生服务工作者，满足患者需求的卫生服务能力。

（5）多部门共同参与，包括交通、教育和城市规划部门等

全民健康覆盖关注点在于全民健康，强调初级卫生保健的重要性及公平性，其服务覆盖应当对人群健康产生显著性影响，应当反映人群特征和卫生服务体系特征，关注社会不平等，如不同收入水平、性别、居住地、教育水平等之间的差异。

衡量“全民健康覆盖”有三个维度，分别是覆盖人群、覆盖基本医疗卫生服务、覆盖基本医疗保障。全民健康覆盖的目标是覆盖全民；服务覆盖范围尽可能广，包括预防、促进、治疗、康复和临终关怀等各类医疗卫生服务；个人自付水平尽可能低。但由于资源总是稀缺的，故在实现全民健康覆盖的过程中，决策者不得不在三者之间进行取舍。

（三）实现全民健康覆盖

20 世纪 90 年代末，我国医疗卫生体制改革开始聚焦于基本社会医疗保险制度的建立和完善。2013 年，我国就实现了基本医疗保障制度的人群全覆盖。随着人群覆盖面和保障程度的提高，个人和家庭的直接支出占中国卫生总费用的比例逐年下降，从 2001 年的 60%下降到 2017 年的 28.8%。

2009 年 3 月，中华人民共和国中央人民政府国务院颁布了《深化医药卫生体制改革的意见》，主要目的是“建立健全覆盖城乡居民的基本医疗卫生制度，为群众提供安全、有效、方便、价廉的医疗卫生服务”。将“全面加强公共卫生体系建设”与医疗服务体系、医疗保障体系和药品供应保障体系一起并列为深化医改的“四大体系建设”。“全面加强公共卫生体系建设”的主要内容之一就是针对重点疾病和重点人群，向全民免费提供“基本公共卫生服务”，基本公共卫生服务项目的内容也在不断增加。实施健康中国战略，实现从以治病为中心向以健康为中心的转变。国家提出健康中国建设的五大重点任务，即普及健康生活、优化健康服务、完善健康保障、建设健康环境、发展健康产业。2016 年 10 月颁布的《“健康中国 2030”规划纲要》提示，继续强化覆盖全民的公共卫生服务：①防治重大疾病；②实施慢性病综合防控战略，加强国家慢性病综合防治示范区建设；③强化慢性病筛查和早期发现，针

对高发地区重点癌症开展早诊早治工作，推动癌症、脑卒中、冠心病等慢性病的机会性筛查；④基本实现高血压、糖尿病患者管理干预全覆盖；⑤加强重大传染病防控，完善传染病监测预警，继续实施扩大国家免疫规划。

我国在医疗保障制度、公共卫生服务等方面不断改革与发展，逐步将关口前移，强调基本公共卫生服务的均等化，取得了符合中国国情的实际成效，为世界范围内的“全民健康覆盖”运动提供了重要启发和经验。

【全球公共卫生】

埃默里大学（Emory University）杰弗里.科普兰（Jeffrey Koplan）教授

等于 2009 年在《柳叶刀》杂志上撰文，定义全球卫生（global health）是以促进全人类健康、保障健康公平为宗旨，关注跨越国界和地域的健康问题，促进健康科学领域内部和外部的多学科合作，将群体预防和个体诊疗有机地整合，为促进全人类健康服务。全球卫生重点为跨民族和国家的健康问题、决定因素及解决办法。全球卫生的内涵是全球公共卫生。关注全球人群健康水准的提高和健康公平，减少穷国与富国、穷人与富人、男女性别之间的健康不公平，要让全球所有弱势群体

体与脆弱人群都能享受基本卫生服务，促进全球范围内的健康公平性。关注重大公共卫生问题，如 1981 年以来世界流行的艾滋病、2003 年暴发的 SARS、2013 年流行的甲型 H7N9 禽流感等全球范围内的公共卫生危机，强调全球合作、共同应对、共同防御；如气候变化、环境问题等可相互影响的公共卫生问题，强调全球共同约束、相互监督；如慢性非传染性疾病、烟草与乙醇的滥用、静坐少动的生活方式、交通道路安全事故等普遍存在的公共卫生问题，强调全球分担、共享对策。

传统的公共卫生不能解决当前的重大公共卫生问题，随着时代的变迁顺应发展形成一门新的学科－全球卫生。全球卫生具有如下几个特征。

1. 面向世界人群，弱化国家边界

全球卫生重点关注那些跨越民族、国家的健康威胁与挑战，而不仅仅局限于某一国或某几个国家之间的健康问题。例如，重大传染性疾病、气候变化问题、烟草和乙醇的滥用问题、肥胖症等。全球卫生中的“全球”更多指的是问题的范围，而不是指具体地理位置；全球卫生强调的是世界人民对地球上卫生问题的共同关注，弱化了国家边界。

2. 政府主体与多元主体参与的统一

在日益相互依存的世界中，全球公共卫生问题更加复杂化、多样化，任何国家、地区都不能独善其身。参与全球卫生治理主体既包括政府及其卫生部门，

还包括政府间国际组织机构、非政府组织、基金会和慈善机构等，发挥各自的力量和优势，共同担当人类健康维护和促进的责任。

3.多部门合作，多学科参与

全球卫生不再局限于卫生部门的单打独斗，改变健康问题的社会决定因素，除了卫生部门之外，还需要社会发展与规划、经济及教育、文化等部门的广泛参与。全球卫生也不再局限于公共卫生单一学科的理论和方法，由于全球公共卫生问题的复杂性，需要借助多学科工具进行解决，如经济学、社会学、政治学、国际关系学、心理学、环境科学等。

4.分担问题，分享对策

全球卫生既是一个新概念，又是一种新理念，即“凸显协作、共同分享”。应对全球卫生问题，各国有各国的经验，应该相互尊重、包容，所有的国家都可以从别的国家学习，或者分享自己的经验与信息。这一理念对全球卫生非常重要，全球卫生也被描述成一条共享之路

【信息化时代的公共卫生】

随着信息化的发展，公共卫生将步入全新的阶段。如何有效利用公共卫生信息支持公共卫生决策，是公共卫生领域的主要任务之一。

公共卫生信息化（public health informatization）是指在国家统一规划和组织下，在公共卫生领域中利用电子、计算机、通信等现代信息技术，促进公共卫生组织机构和工作流程的信息卫生相关技术的开发和应用，促进公共卫生服务的质量和效率的提高，实现公共卫生信息资源的优化共享，加速卫生服务现代化和信息化的过程。

公共卫生系统的建设需要以信息化为支撑，优化在网络平台上处理业务的流程，增强公共卫生事件的应急能力和监控能力；提高医院服务质量和效率，方便患者就诊；计算机和通信等现代设备在公共卫生领域的投入使用，实现传统手工监管模式向网络实时监控模式的转变，有利于更加规范地管理工作，同

时公共卫生体系中可以运用云计算、数据库等现代信息化方式，有利于管理人员的科学决策。

中国的公共卫生信息化系统建设在 2003 年 SARS 暴发后表现出迅猛的发展态势：①构建了全球疾病监测网络覆盖面最大的互联网应用系统。2004 年，中国开始建设覆盖全国的传染病监测网络，该系统实时监控中国传染病的情况，医疗机构可实时掌握本辖区疫情，进而第一时间做出防控措施。②构建了通过合理利用虚拟专网（virtual private network，VPN）技术和 Internet 资源建立“公网专用”以进行全球疾病监测的网络系统，实现了对监测数据的动态快速统计分析、传染病暴发与转移的早期监测。③构建了全球规模最大的疾病在线直报网络系统。直报系统成功转换了传染病报告管理模式，是中国公共卫生领域的一次重大飞跃。它的建立在第一时间发现疫情、控制疫情扩散方面起到了至关重要的作用。④构建了全球监测病例个案数据量最大的疾病监测信息系统，实现了数据资源整合、流程优化与应用集成、应用支撑与业务规则执行能力的提高。⑤实现了疫情报告与单病种病情监测信息管理的结合，为实现 WHO 提出的综合监测信息管理模式奠定了基础。

第二节　公共卫生职能与体系

公共卫生体系和服务能力现代化是健康中国建设的重要支撑点。公共卫生体系建设复杂，需要深化和细化公共服务供给中各种参与方尤其是政府的角色定位与职能分工，强化政府对市场机制与伙伴关系的规制，大力培育社会组织，形成“社会力量协同、人民群众参与”的供给新格局，积极推动复合式公共服务供给方式创新。

【现代公共卫生职能】

现代公共卫生职能是指旨在消除影响健康的危险因素，预防和控制疾病及伤害，保护和促进人群健康，并努力降低健康不公平性的一系列活动。尽管公共卫生的有些职能范畴远远超出部门的管辖范围，但是在这些职能的履行过程中，许多活动还是需要卫生部门发挥主导作用，政府的其他部门（乃至非政府组织、非营利组织和私营机构等）来协作参与或实施，以最终提升和促进人群的健康水平，预防和控制疾病在人群中的蔓延。

1998 年 WHO 提出公共卫生的 9 项基本职能，包括：①监控健康状况；②传染病与非传染性疾病的预防、监测和控制；③健康促进；④公共卫生立法；⑤为弱势人群和高危人群提供个体卫生保健服务；⑥公共卫生管理和人力资源供给；⑦职业卫生；⑧保护环境；⑨特殊公共卫生服务。随后，2002 年 WHO 西太平洋区域办事处在此基础上提出 9 项更具体的基本公共卫生职能：①监控和分析健康状况；②流行病学监测及疾病预防控制；③制定公共卫生政策和规划；④对卫生系统和服务实施战略性管理以改善人群健康；⑤制定和执行法律法规以保护公众健康；⑥公共卫生人力资源发展和规划；⑦健康促进、社会参与和能力赋予；⑧保证个体和人群卫生服务的质量；⑨研究、发展和实施创新性的公共卫生措施。

【中国公共卫生职能】

根据各国发展的基本国情，不同国家赋予公共卫生职能的内涵有差异。中国公共卫生体系被赋予的职能主要有 10 个方面，大致可以归纳为规划、实施、技术支持、评价和质量改善及资源保障（包括人力、物力、技术、信息和资金等）等环节，分别由不同的部门或机构来承担。其涉及的领域具有公共卫生学意义的疾病治疗服务，以人群为基础的公共卫生服务，针对个体层次的预防服务等。10 项基本职能主要是：①预防和控制疾病（或危害健康的事件）；②监测人群的疾病（或健康）状况；③积极开展健康教育与健康促进活动；④制订并及时修订疾病预防控制的相关公共政策和规划；⑤执行卫生领域相关的法律法规、政策、规章和卫生标准；⑥鼓励社会参与，发展多部门间的协作关系；⑦保证公共卫生服务的质量；⑧保证公共卫生服务的实用性和可及性；⑨加强公共卫生体系的建设工作；⑩发展和施行创新性的公共卫生措施。

上述公共卫生的第 3~6 项职能融合了健康促进的理念，第 7~8 项职能是公共卫生服务供给问题，即要确保公共卫生服务的公平性、可及性、安全性和质量。

【公共卫生监测】

监测是主要公共卫生职能之一，1965 年 WHO 开始使用流行病学监测，并将其定义为“动态的流行病学调查、研究”，随后逐渐扩展应用于非传染病或健康危险因素等的监测，20 世纪 80 年代后，流行病学监测逐步被公共卫生监测（publichealth surveillance）所取代，除了资料的收集、整理、分析、解释及反馈外，还应将其信息用于制订公共卫生行动或干预的计划等方面，是制订、实施、评价疾病和公共卫生事件的重要信息来源。

公共卫生监测是指连续、系统地收集疾病或其他健康相关资料，经过分析、解释后形成信息，并及时将信息反馈给需要的人或机构（如决策者、卫生部门和群众等），以便采取公共卫生行动或干预，并评价所采取行动或干预的效果。主要包括传染病监测、慢性非传染病监测及死因监测、健康危险因素监测、媒介生物监测、抗药性监测等。主要目的有：①确定主要公共卫生问题，描述其分布和发展趋势；②查明暴发等异常情况的原因，及时采取干预措施；③评价公共卫生干预措施效果；④预测疾病流行态势，估计卫生服务需求；⑤确定疾病危险因素和高危人群，制定公共卫生策略和措施。

中国疾病监测系统（disease surveillance points system，DSPs）创建于 1978 年，1989 年由中国预防医学科学院流行病微生物研究所牵头在全国 30 个省不同类别地区选取 145 个监测点，包括 1 000 万人口的信息收集、分析和评价系统。2004 年开始进行慢性病危险因素监测。随着公共卫生的实践，监测内容逐渐增加，监测人数逐渐扩大。主要监测出生、死亡、传染病、慢性病危险因素、成人慢性病与营养、不良反应等内容。2013 年全球疾病负担研究工作的结果显示，导致中国疾病负担的前15种危险因素有饮食因素、高血压、吸烟、室外PM污染、室内污染、高空腹血糖、过度饮酒、职业因素、高体重指数、缺乏锻炼、高胆固醇、药物使用、铁缺乏、性暴力、铅。通过对监测系统数据分析，可发现危害人类疾病的主要疾病及相关危险因素等情况，为政府制定疾病防控与危险因素改善政策提供科学依据。虽然中国疾病预防控制中心在监测方面做了很多，但与发达国家相比仍相差很远，需要加强监测的质量控制、提高数据利用率、注意科学性、应用信息化数据采集等能力建设。

【公共卫生体系】

（一）定义

公共卫生体系是为人们健康提供服务的各种组织机构相互关联、相互作用所构成的网络。公共卫生体系中的组织和部门很多，如各级政府公共卫生机构、健康促进组织、公共安全组织、文艺组织、社会慈善组织、志愿者组织等。其中，政府公共卫生机构和卫生保健的提供者是公共卫生体系的核心。这些参与者通过自身的行动和互动来发挥作用。在中国，部分学者认为公共卫生体系是以促进大众健康为目标的公共卫生活动所涉及的一系列相关政策、法律、组织机构和具体措施等要素的集合，是在各自权限内提供公共卫生服务的公共、私立及志愿组织的总体。

（二）公共卫生体系构成

中国新医改之前已初步形成了三部分相互连接的公共卫生服务体系：①专业公共卫生服务网络，包括疾病预防控制、健康教育、妇幼保健、精神卫生、应急救治、采供血、卫生监督和计划生育等专业服务机构；②具有“医防一体”功能的部分基层医疗卫生机构，如社区卫生服务中心、乡镇卫生院、村卫生室；③医院的公共卫生服务功能，主要包括传染病、精神病医院等专科医院及综合医院的公共卫生相关科室（如传染病科、发热门诊等）。但疾病防控机构、传染病院和卫生监督机构不是公共卫生体系的全部内容，一个完善的公共卫生体系主要包括以下 6 个子体系：①公共卫生的政策法律体系；②疾病预防控制体系，包括疾病防控组织机构、信息网络体系和疾病监测网络体系；③突发公共卫生事件应急体系；④公共卫生监督体系；⑤医疗救治体系；⑥基本卫生服务体系。中国的卫生服务组织主要包括预防服务提供组织、医疗服务提供组织、基层卫生服务组织、妇幼卫生提供组织等。

（三）中国公共卫生体系建设进展

中华人民共和国成立以来，已初步建立覆盖城乡的公共卫生体系，以疾控体系为龙头，整合公共卫生监管部门、专业公共卫生机构、医疗卫生机构为主体。《“健康中国 2030”规划纲要》提出了以“预防为主、防治结合、关口前移、促进资源下沉”的指导性意见，为新时代公共卫生整体建设提供了设计思路。构建优质高效的一体化的、整合型医疗卫生服务体系是新时代下健康中国的医改目标。

1. 明确公共卫生服务范围

2009—2011 年，政府逐渐明确了 12 类国家基本公共卫生服务项目，包括居民健康档案管理、健康教育、预防接种、0~6 岁儿童健康管理、孕产妇健康管理、老年人健康管理、高血压和糖尿病等慢性病患者健康管理、严重精神障碍患者管理、肺结核患者健康管理、中医药健康管理、传染病及突发公共卫生事件报告和处理、卫生计生监督协管等。2018 年，国务院办公厅印发《医疗卫生领域中央与地方财政事权和支出责任划分改革方案》（国办发〔2018〕67 号），调整了国家基本公共卫生服务和重大公共卫生服务范围，并于 2019 年 1 月 1 日起开始实施。方案将健康素养促进、妇幼卫生、老年健康服务、医养结合、卫生应急、提供避孕药具、孕前优生健康检查、计划生育事业费等部分原重大公共卫生服务和计划生育项目划入基本公共卫生服务内容。保留的国家重大公共卫生服务则包括纳入国家免疫规划的常规免疫及国家确定的群体性预防接种和重点人群应急接种所需疫苗和注射器购置，艾滋病、结核病、血吸虫病、棘球蚴病防控，精神心理疾病综合管理，重大慢性病防控管理模式和适宜技术探索等。

2.完善公共卫生服务提供体系

新医改以来公共卫生相关机构数量变动较大的是基层医疗卫生机构，健全基层医疗卫生服务体系是重点工作之一，明确提出要加快农村三级医疗卫生服务网络和部局、城市社区卫生服务机构建设，发挥县级医院的龙头作用。新型冠状病毒疫情防治初期，相当部分只是普通感冒等导致的发热，由于缺乏分拣、分流机制及对疫情的恐慌，大量疑似患者涌向三级医院，不仅增加了交叉感染风险和医护人员的工作压力与精神负担，还浪费医疗资源，使许多真正需要救治的患者不能及时就医。基层医疗卫生机构未能起到网底作用。后续对突发传染病认识的不断提高，发展为分级设置医院和按病情分类分流救治轻、中、重症患者，实现分级监测排查、检测和治疗的网格化管控，大幅度降低了感染率、病死率，提升了治愈率。在公共卫生体系发展建设中，仍需要建立分工明确、信息互通、资源共享、协调互动的公共卫生服务体系，提高公共卫生服务和突发公共卫生事件应急处置能力。

3.建立政府主导的公共卫生服务筹资机制

政府公共卫生机构是整个公共卫生体系中最重要的组成部分，在公共卫生体系的运行中发挥关键性的作用。各级政府加大财政投入，给予政策倾斜，进一步强化公共卫生体系建设。各类公共卫生服务的机构需要进行协调整合，提高公共卫生服务能力，基于卫生服务一体化，形成“医防结合”“医防融合”的服务模式。中国转型期公共卫生体系面临挑战与困难，政府对公共卫生体系构建与发展给予高度重视，实现公共卫生服务一体化、均等化、多元化，其重点工作包括：①促进中国农村卫生事业的发展，加大对农村疾病的预防和控制；②完善卫生执法监督体系；③完善健康教育和促进的网络体系；④不断推进医疗卫生体制改革和制度创新；⑤完善财政支持体系，加大对公共卫生的资金投入；⑥完善突发公共卫生事件的应急管理机制；⑦完善公共卫生的社会动员机制，倡导全社会积极参与，及时有效地组织人力、物力和财力；⑧完善公共卫生的管理机制，充分发挥公共卫生服务的职能，进一步提高公共卫生服务质量。

第三节 健康教育行为改变理论

迅速组织权威专家对此次疫情作出解答，通过电视媒介、互联网媒体等方式传递疾病

相关信息及科学防护知识。面对未知传染病引起的突发公共卫生事件，均有一个从慌乱、了解到有效应对的过程，初期出现恐慌状态在所难免，但这一过程的长短决定着突发公共卫生事件所造成的危害及损失。增强专业人员的防范意识、掌握传染病流行病学知识及应对传染病的基本技能，通过健康教育及时向群众传递疾病信息及科学防护知识，把握社会舆论导向，强化群众依法防病意识，在出现可能的危害之前开展健康教育工作，可有效预防并缓解公众紧张恐惧心理，采取正确的行为来促进健康，避免虚假信息对公众造成伤害。

健康行为的形成是一个长期过程，健康教育在疾病预防、慢性非传染性疾病管理、突发公共卫生事件等多方面具有重要作用，是提升大众健康意识、培养良好健康相关行为、提高健康素养、促进健康的最佳方式和途径。

【健康教育与健康促进】

健康是一种状态，需要不断地维护。健康教育是指通过信息传播和行为干预，帮助个人和群体掌握卫生保健知识，树立健康观念，自愿采纳有益于健康的行为和生活方式的教育活动与过程，目的是消除或减轻影响健康的危险因素，预防疾病，促进健康和提高生活质量。健康教育具有极高的投入与产出比，已成为重要的公共卫生措施，是培养良好的健康相关行为、提高健康素养、促进健康的最佳方法和途径。

（一）健康教育的策略及意义

健康教育与健康促进是公共卫生工作的基石与核心。随着社会的进步，公众对

健康需求提高，健康教育也需要得到快速发展。

1.加强规范化管理

健康教育是通过有计划、有组织、有系统的社会和教育活动，全面提高公民的健康素质，包含多方面要素，因此需要卫生行政部门加强规范化管理，协调持续性发展，进而优化配置卫生资源，切实解决工作中遇到的困难和问题。完善社会公共服务体系，提供必要的公共卫生服务条件，保障公众健康。

2.鼓励全民参与

健康教育工作通过普及健康知识，传递公众对健康的正确认识，树立科学的健康观，建立良好的行为生活方式。不仅是专业技术部门的职责，更需要各级健康教育协会等非政府组织和大众媒体，引导社会群众参与，营造健康环境。

3.加强学科发展

加强各级健康教育专业机构建设，提高健康教育工作者的能力，配备相应的专业技术人员及工作设备，发挥其业务技术指导的作用，对卫生工作人员开展培训，不断加强理论和方法研究，促进学科发展，大力推广新理论、新技术的应用，提高专业水平。

社会整体的健康水平离不开个人的健康素养（health literacy）。健康素养是指个人获取和理解基本健康信息和服务，并运用这些信息和服务做出正确的决策，以维护和促进自身健康的能力。健康素养主要包括两个方面的内容，即健康知识和相关技能。健康素养的提高主要依靠健康促进和健康教育。

健康教育不仅有助于健康素养的提升，还是控制疾病、提高生命质量的有力手段。随着近年来疾病谱发生了重大变化，慢性非传染性疾病大幅增加，如心血管疾病、癌症、慢性呼吸系统疾病等均与不良的生活方式有着密切关系。通过健康教育可以提高人们对慢性非传染性疾病的认识，纠正人们对健康、疾

病的一些错误观念和偏见，改变长期形成的不良行为生活习惯，建立良好的行为生活方式。现代医学模式转变，其健康观不是简单地有没有患病，而是生理、心理和社会适应能力是否处于良好状态。因此，健康需要增进，更需要不断地维护。健康教育正是现代医学模式转变的有效途径，帮助公众掌握健康知识、改善生活方式、形成积极的健康观。

（二）在突发公共卫生事件中开展健康教育

在突发公共卫生事件发生的最初阶段，及时准确地向公众传达关键信息和防病知识，可有效避免公众因信息不明且没有准确信息来源渠道而相信虚假信息带来的心理压力。大众传播具有受众广泛、传播速度快、扩散距离远、覆盖区域广泛的特点，充分发挥大众媒体的作用，以最快的速度使公众了解事件的真实情况，迅速缓解其紧张情绪，把控正确的社会舆论导向，同时使广大受众在心理压力缓解的同时迅速掌握防病知识及技能，减少突发公共卫生事件对公众产生的危害。健康教育在应对突发公共卫生事件过程中能起到投入少、见效快、效益好的作用。

1. 有效缓解社会群众的紧张心理

突发公共卫生事件可产生严重危害或影响，具有突然发生、不易预测的特点。健康教育通过健康信息传播的方式帮助群众获得正确的健康认知，及时将信息和相关科学防护知识传递给公众，可有效预防并缓解他们的紧张恐惧心理，对维护社会稳定发挥积极作用。

2. 强化群众依法防病的意识

通过宣传国家的相关法律法规，促使群众以实际行动承担社会责任、履行法律义务，自觉参与并积极配合政府部门的行动，如在疫情期间，自觉配合隔离措施、接受体温检测等，形成群防群治全社会参与的良好局面。

3. 增强专业人员的防范意识和应对技能

掌握基本的传染病防治知识，采取科学有效的应对措施，做到早发现、早诊断、早治疗、早隔离、早报告，减少突发公共卫生事件所造成的危害及损失。

4. 把握舆论导向，维护社会稳定

互联网时代，突发公共卫生事件会迅速成为社会舆论的焦点，容易造成群众恐慌。及时开展科学系统的健康教育工作，准确且透明地发布信息，传递健康知识和疾病防治技能，建立正确的行为来促进健康，把控社会舆论的主导地位，避免虚假信息对公众造成伤害。

（三）健康促进与健康教育的关系

健康促进是指促使人们提高、维护和改善他们自身健康的过程，就是将影响健康的社会、经济、政治等方面的因素加以系统分析，建立在生态－群体－健康的层面，充分考虑影响健康的四大因素中除了生物遗传因素之外的行为生活方式因素、环境因素和卫生服务因素对健康的影响，发现和利用有利健康的因素，消除有损健康的因素。健康促进离不开健康教育，健康教育是健康促进不可缺少的一个部分。健康促进是从健康教育的理论上发展和完善起来的。健康教育主要是通过教育的手段，来改进人们的知识和信念，从而促成行为的改变。健康促进是综合使用健康教育、健康保护和预防性措施来实现增加健康的有利因素，防止健康的不利因素。

【健康行为干预】

（一）健康行为与健康相关行为

健康行为（health behavior）是指与促进、维护或恢复健康相关的个体思想活动、情感和外显的行为模式，是健康教育的核心，也是健康教育行为干预效果的评价指标。常见的包括日常健康行为、预警行为、保健行为和避危行为。日常健康行为，如合理膳食、适当锻炼、积极休息与充足睡眠等；预警行为，即预防事故发生及事故发生后的正确处置的行为；保健行为，即正确合理地利用卫生保健服务的行为，如定期体格检查；避危行为，即避免生活、工作中的环境有害因素的行为，如疫情防控期间戴口罩。

健康相关行为（health-related behavior）是指个体或群体的与健康和疾病有关的行为，分为促进健康的行为和危害健康的行为两类。健康教育行为干预就是要增进对象人群促进健康的行为，改变其危害健康的行为，帮助其建立良好的行为生活方式。因此，健康教育实践的对象是健康相关行为，而非健康行为。

人们行为的改变通常要经过获取知识、转变态度及行为形成三个连续过程。健康教育就是以健康传播为主要手段，帮助群众获得健康的知识，促使群众转变过去不正确的态度和观念，进而改善健康相关行为，从而实现疾病预防、治疗康复、提高健康水平的目的。因此，健康教育的核心目标就是行为改变。

（二）健康教育行为改变理论

运用行为改变理论剖析行为的形成，有助于解释并预测健康相关行为的变化及分析各因素对行为的作用，探索行为改变的动力和过程，并帮助评价健康教育干预的效果。所以，行为改变理论是行为干预成功的重要保障。通过行为改变理论的学习和应用，指导健康教育工作者探查人们不采取促进健康行为的可能原因和影响因素，帮助健康教育工作者确定需要干预的对象人群和相关人群，以及明确哪些资源可被动员用于健康教育项目，形成有效健康教育干预的策略，并确定需要在干预效果评价中加以监测和比较的内容。主要有以下 3 个层次。

1. 应用于个体水平的理论

应用于个体水平的理论包括知-信-行模式、健康信念模式、行为改变阶段模式等。

（1）知-信-行模式（knowledge，attitude，belief, practice，KABP 或 KAP）：是知识－态度－信念－行为的简称，将人类行为改变分为获得知识、产生信念或态度及形成行为 3 个连续过程，是改变人类健康行为最有影响力的模式之一。行为学研究认为知识与行为之间有重要的联系，获取知识是行为改变的基础，知识是产生正确信念和积极态度的重要前提，态度和信念是行为改变的动力，且信念的转变在知、信、行中是关键。三者间存在因果联系，但不存在必然性。当个体在某个领域的知识得到一定积累，则会随之发生态度的改变，最终目标是将知识付诸行动。在国内主要应用于流行病学和行为科学领域，包括目标人群的知行问卷编制、现状调查、健康教育主观需求评价和干预效果研究，研究主题涉及慢性非传染性疾病、流行病和传染病、术后患者等疾病认知程度和遵医行为、生活质量的改善等。

（2）健康信念模式（health belief model，HBM）：健康信念是人们产生行为动机的基础，人们如果对疾病的易感性、疾病的严重程度、采取特定行为的自觉好处及可能的障碍有清楚地认识并权衡采纳健康行为的利弊后，就能决定是否要采取某种促进健康的行为或放弃某种危害健康的行为。美国社会心理学家霍赫鲍姆等于 20 世纪 50 年代通过分析人们不愿意参加 X 线透视结核筛查项目的原因，首次提出了健康信念模式，即意识到问题并意识到行动的好处能有效地预测人们是否采取健康行为。健康信念模式在健康相关行为干预中的具体运用：①使个体认识到某行为带来的负面后果，包括健康和社会方面的，且这个后果是现实存在的并很可能发生的，即知觉到易感性及严重性。②促使个体坚信改变不良行为会得到非常有益的效果。同时清醒地认识到行为改变中可能出现的困难，即知觉到行为的益处及障碍。③帮

助个体确信自己能成功克服困难，有能力通过长期努力改变不良行为，以提高自我效能。④需要注意社会人口学特征（如性别、年龄、民族、同伴及疾病和健康知识）对行为形成的影响，并充分利用行为线索（即“行为的最后推进力”）的作用。综合运用以上各方面，促使干预对象产生行为动机，最终促使健康行为的形成。

（3）行为改变阶段模式（stages of change model）：属于跨理论模式（transtheoretical model）的一部分，对于吸烟、吸毒和嗜酒及体育锻炼习

惯等行为的变化研究具有普遍意义，被称为认识和预测与身体健康有关的行为改变的基础理论。强调健康行为改变的动力性特征，行为的改变不是一种“全有全无”的现象。行为改变阶段模式认为个人要改变行为，需要经过5个阶段才能实现。①无意图阶段（precontemplation)：在未来几个月内没有打算改变既往不良行为，实施规范行为的意图，而且对新行为的长期效果并不清楚，对于改变行为的能力也不具

备。②有意图阶段（contemplation)：个体在未来几个月内打算改变旧行为，此阶段主要是认真地考虑如何改变，对于改变感到矛盾。③准备阶段（preparation ）：个体制订了行动计划，或努力做了一些行为改变，但没有形成规律，不具有稳定性。④行动阶段（action)：此阶段个体克服一定困难进行有规律的个体行为，获得了他人的认同，但不足6个月，仍然不够稳定。⑤维持阶段（maintenance)：个体行为改变已保持了6个月以上，在努力巩固行动阶段所达到的行为。每个人都以不同的速度沿着这5个阶段变化发展。

2.应用于人均水平的理论

应用于人际水平的理论包括社会认知理论(social cognitive theory,SCT)、社会网络与社会支持（social networks and social support)、紧张和应对互动模式（thetransactional model of stress and coping ）等。

3.应用于社区和群体水平的理论

应用于社区和群体水平的理论包括创新扩散理论（diffusion of innovation)、社区组织和社区建设（community organization and community building）等。

第二章　传染性疾病的预防与控制

第一节　传染病的预防

【概述】

传染病是由病原微生物（如病毒、细菌、立克次体、螺旋体等）和寄生虫（原虫和蠕虫）感染人体所产生的具有传染性的疾病。

目前，我国传染病的发病率虽然明显下降，有的传染病得以消灭和控制，但还有一些传染病，如结核病、病毒性肝炎等，仍严重地威胁着人民健康，已被控制的传染病仍有死灰复燃的可能。甲型 H1N1 流感、艾滋病、疯牛病、埃博拉出血热以及传染性非典型肺炎等新的传染病的流行再一次告诫我们，人类与传染病的斗争还在继续。

（一）传染病的流行规律

传染病在人群中的发生，必须具备三个相互连接的条件，即传染源、传染途径和人群易感性。这三个条件统称传染病流行过程的三个环节，当三个条件同时存在并相互作用时就会造成传染病的发生与蔓延。掌握传染病流行过程的基本条件与影响因素，有助于制定正确的防治措施，控制传染病的发生和蔓延。

1. 传染源

传染源是指体内有病原体生长、繁殖并能排出病原体的人和动物。患传染病的患者、病原体携带者、受感染的动物等均为传染源。

（1）传染源：

①患者：这是一个重要的传染源，因患者体内存在大量有毒力的病原体，且患者的某些症状也有利于病原体从体内排出。例如，麻疹等呼吸道传染病患者的咳嗽，细菌性痢疾等肠道传染病患者的腹泻。病原体污染外界环境，增加易感者的感染机会。各种传染病的病程长短不一，按病程的发展过程可分为潜伏期、临床症状期、恢复期。各期患者作为传染源的意义不同，主要取决于他

是否排出病原体，还要看排出数量与频度及持续时间的长短。

a. 潜伏期：自病原体侵入机体至最早出现临床症状这段时间称为潜伏期，潜伏期的长短因病而异，短的仅有 2～4 小时（如葡萄球菌引起的食物中毒），长的可达数月甚至数年（如麻风病）。同一种疾病不同病例潜伏期也有长短，但在一定范围内变动。有些传染病在潜伏期末可排出病原体，此时患者已有传染性，例如，麻疹、甲型病毒性肝炎等。

b. 临床症状期：为出现该病特异性症状和体征的时间。在该时间内，病原体在体内繁殖最多，有些症状又有利于病原体排出，故传染性最强。有些疾病在此期可有多种途径排出病原体。例如，乙型病毒性肝炎除血液外，唾液、汗腺、乳汁等均可排出病原体，增加污染外界环境的机会而使易感者受到感染。

轻型或非典型患者往往未进行隔离与治疗，作为传染源的意义较大。个别病例如从事饮食工作，则可能导致该疾病的爆发或流行。慢性临床过程的患者，由于排出病原体的时间长，作为传染源的作用也不可忽视。

c. 恢复期：在此期，患者因病而引起的功能紊乱开始恢复，临床症状消失，机体产生免疫力，体内的病原体被消除，不再起传染源的作用，例如，麻疹。但有些传染病，如细菌性痢疾、乙型病毒性肝炎等在恢复期内仍能排出病原体，可继续作为传染源。有些疾病排出病原体的时间更长，甚至可终身作为传染源，例如，伤寒慢性带菌者。

传染期是指患者能排出病原体的整个时间段。传染期的长短因病而异，传染期短的疾病其续发病例呈簇状出现，每簇病例之间的间隔相当于该病的潜伏期。传染期长的疾病，续发病例常陆续出现，持续时间较长。传染期是决定患者隔离期限的重要依据。

②病原携带者：指外表无症状但携带并排出病原体的人。病原携带者是一个统称，因其所带的病原体不同而相应地分为带菌（细菌）者、带病毒者、带虫（原虫和蠕虫）者。病原携带者排出病原体数量比患者少，但携带者因缺乏

症状而不易被发现，且能自由活动，有时可成为重要的传染源，甚至引起疾病的爆发，一般可分为潜伏期、恢复期及健康病原携带者三种。

a. 潜伏期病原携带者：指感染后至临床症状出现前已能排出病原体的人，有人认为是传染病的前驱期。例如，白喉、伤寒、甲型病毒性肝炎等。b. 恢复期病原携带者：指临床症状消失后仍能排出病原体的人。例如，白喉、伤寒、乙型病毒性肝炎等。多数传染病患者在恢复期病原携带状态持续时间较短，但少数传染病的患者持续时间较长，个别病例可终身携带。凡病原携带者持续三个月以内，称暂时病原携带者。超过三个月称慢性病原携带者。c. 健康病原携带者：指过去从未患过某种传染病而能排出某种病原体的人，多为隐性感染的结果，一般只能用实验方法证实，但隐性感染不一定均能成为健康病原携带者。

此型携带者一般排出病原体量较少，持续时间短。病原携带者作为传染源的意义，取决于排出病原体的多少、持续时间的长短、个人职业及个人卫生习惯等。

（2）受感染的动物作为传染源：

据有关文献记载，动物传染病有 200 余种，其中有半数以上可以传染给人类，另有 100 种以上的寄生虫病也可以感染人类。目前，全世界已证实的人与动物共患传染病和寄生性动物病有 250 多种，其中较为重要的有 89 种，我国已证实的人与动物共患病约有 90 种。

①人畜共患疾病按病原储存宿主性质可分四类：a. 以动物为主的人畜共患病：病原体主要在动物中保持延续，在一定条件下能传给人，人与人之间一般不引起传播，例如钩端螺旋体病、森林脑炎等。b. 以人为主的人畜共患病：疾病一般在人群中传播，动物感染是偶然的，例如人型结核。c. 人畜并重的人畜共患病：人畜均可作为传染源，例如血吸虫病。d. 真正人畜共患病：病原体必须以人和动物分别作为终宿主和中间宿主，例如牛、猪肉绦虫病等。

②作为传染源的动物：家畜、野生哺乳动物、家禽及野禽均可传播一些疾

病。动物作为传染源的流行病学意义，主要取决于人与动物的接触机会与密切程度，且与动物的种类和密度有关。

2. 传播途径

病原体为了维持其生物种的存在，需要不断更换宿主。病原体由传染源排出后再侵入另一个易感机体，它在外界环境中所经历的途径称传播途径。病原体在外界环境中必须依附于各种生物或非生物媒介，例如空气、水、食物、手、蝇及日常生活用品等，参与病原体传播的媒介物称为传播因素。

（1）经空气传播：

呼吸道传染病的病原体存在于呼吸道黏膜的黏液或纤毛上皮细胞的碎片中，当患者大声说话、咳嗽或打喷嚏时，其黏液或渗出物随气流经口、鼻喷出至传染源周围一定范围的空气中。根据颗粒的大小又可分类为飞沫、飞沫核和尘埃三种形式传播。空气传播的发生取决于多种条件，其中人口密度、卫生条件、易感者在人群中的比例起决定性作用。经空气传播传染病的流行特征包括：

①患者多为儿童，且多为传染源周围的易感人群；

②多呈周期性并伴有季节性高峰，以冬春季多见；③流行强度与人口密度、居住条件及易感人群的比重有关。

（2）经水传播：

许多肠道传染病、若干人畜共患疾病以及某些寄生虫病均可经水传播。因饮水被污染而引起疾病的水型流行早年十分猖獗，随着城市公共供水系统建立及水质的卫生管理，因饮水被污染而引起传染病暴发的情况在城市已很少见，但在广大农村仍是一个重要问题。经饮水传播疾病历史上已有多次记载，如1854 年英国伦敦发生霍乱流行。流行强度取决于污染水源类型、供水范围、水受污染的强度和频度、病原体在水中的抵抗力、饮水卫生管理等。经饮水传播传染病的流行特征有：

①病例的分布与供水范围分布一致；

②除婴儿外各年龄、性别、职业的人均可发病；

③停用被污染的水或水经净化后，暴发即可平息。

（3）经食物传播：

所有肠道传染病、某些寄生虫病、个别呼吸道传染病（白喉、结核病）及少数人畜共患病（炭疽病）均可经食物传播。经食物传播可分两类：

①食物本身含有病原体：感染绦虫的牛、猪，患炭疽的牛、羊，其肉类含有病原体。患结核病的乳牛所分泌的乳汁可含有结核分枝杆菌，感染沙门菌家畜的肉及家禽的蛋可含有沙门菌，当人们食用后可被感染。

②食物在各种条件下被病原体污染：食物在生产、加工、运输、储存与销售的各个环节均可被污染。水果、蔬菜等只是机械地携带病原体，其数量不再增多。在另一些食品，如牛奶、肉馅等携带的病原体，在适宜的温度下可大量繁殖，人们食用后可感染而发病。经食物传播传染病的流行特征有：a.患者有食用某种污染食品史，不食者不发病；

b.易形成暴发，累及人数与食用污染食品的人数有关；c.多发生于夏秋季，一般不形成慢性流行；d.停止供应污染食品后，暴发即可平息。

（4）经接触传播：

①直接接触传播：在没有任何外界因素参与下，传染源与易感者直接接触而引起疾病的传播，例如性病、狂犬病等。

②间接接触传播：易感者因接触被传染源的排泄物或分泌物所污染的某些无生命的物体而引起感染所造成的疾病传播，又称日常生活接触传播。多种肠道传染病、某些呼吸道传染病、人畜共患病、皮肤传染病等均可经此途径传播。被污染的手在间接传播中起特别重要的作用。经接触传播传染病的流行特征有：a.病例多呈现散发，可形成家庭或同室内成员间的传播；b.无明显的季节性；c.流行过程缓慢；d.卫生条件差，卫生习惯不良的情况下病例较多。

（5）经媒介节肢动物传播：

作为传染病传播媒介的节肢动物甚多，如昆虫纲的蚊、蝇、蚤、虱等，蜘蛛纲的蜱和螨。由于传播疾病的种类和方式不同，又可分为两大类。

①机械性传播：节肢动物接触或吞食病原体后，病原体在它的体表或体内均不繁殖，一般能存活 2~5 天。当它们再次觅食时，通过接触、反吐或随同它们的粪便将病原体排出体外而污染食品，当人们食用这类食品后被感染。例如，苍蝇能通过这种方式传播伤寒、细菌性痢疾等传染病。

②生物性传播：吸血节肢动物叮咬处于菌血症、立克次体血症或病毒血症时的宿主，使病原体随着宿主的血液进入节肢动物的肠腔，使肠细胞或其他器官造成感染，病原体在节肢动物体内进行繁殖，然后再通过节肢动物的唾液、呕吐物或粪便进入易感机体。某些节肢动物传播传染病的流行特征有：a. 有一定地区性，病例分布与媒介昆虫的分布一致；b. 有明显的季节性，病例季节性升高与媒介昆虫繁殖活动的季节一致或稍后；c. 某些传染病具有职业特点，如森林脑炎多见于伐木工人及野外作业的工人；d. 发病有年龄特点，老疫区病例多见于儿童，新疫区病例无年龄差异；e. 人与人之间一般不直接传播。

（6）经土壤传播：

经土壤传播病原体的意义，取决于病原体在土壤中的存活力、人与土壤接触的机会与频度、个人卫生习惯等。

（7）垂直传播：

孕妇在产前将其体内的病原体传给胎儿称为垂直传播，亦称母婴传播。从广义来看，可分为下列几种：

①经胎盘传播：受感染孕妇体内的病原体可经胎盘血液使胎儿遭受感染，但并非所有感染的孕妇均可引起胎儿感染。可使胎儿感染的病毒有：风疹病毒、水痘病毒、麻疹病毒、肝炎病毒、脊髓灰质炎病毒、柯萨奇 B 族病毒、腮腺炎及巨细胞病毒等。

②上行性传播：病原体经孕妇阴道通过宫颈口到达绒毛膜或胎盘引起胎儿

感染，例如葡萄球菌、链球菌、大肠埃希菌、白念珠菌等。

③分娩引起传播：胎儿从无菌的羊膜腔内娩出而暴露于母亲严重污染的产道内，胎儿的皮肤、黏膜、呼吸道、肠道均可遭受病原体感染，例如淋球菌、疱疹病毒等。

（8）医源性传播：

医源性传播是指在医疗及预防工作中人为地引起某种传染病传播，一般分两类：

①易感者在接受治疗、预防及各种检测试验时，由污染的器械、针筒、针头、导尿管等而感染某些传染病。

②生物制品单位或药厂生产的生物制品或药品受污染而引起疾病传播。各种传染病流行时，其传播途径是十分复杂的，一种传染病可同时通过几种途径传播。例如，细菌性痢疾可经水、食物、媒介节肢动物及接触等多种途径传播。因此当某种传染病在人群中蔓延时，必须进行深入的流行病学调查，才能了解其真正的传播途径，从而采取有针对性的防治措施。

3.人群易感性（herd susceptibility）

人群作为一个整体对某种传染病易感染的程度称为人群易感性。人群易感性以人群中非免疫人口占全部人口的百分比表示。判断某一人群对某种传染病易感水平的高低，可从该病以往在人群中的流行情况、该病的预防接种情况及对人群进行该病抗体水平检测结果而定。

（1）影响人群易感性升高的主要原因：

①新生儿的增加：出生后6个月以上未经人工免疫的婴儿，对许多传染病都易感，由于他们体内缺乏特异性免疫力。

②易感人口的迁入：某些地方病或自然疫源性疾病的流行区，当地居民病后或隐性感染而获得对该病的免疫力。当非流行区居民迁入，使流行区的人群易感性增高。

③免疫人口的死亡，使人群易感性相对升高。

④免疫人口免疫力的自然消退：有些传染病如天花、麻疹等病后有长期免疫力，有的能维持终身。一般传染病病后或人工免疫后，其免疫力逐渐下降，最后又成为易感者，使人群易感性增高。

（2）影响人群易感性下降的主要原因：

①预防接种：对易感人群施行人工免疫是降低人群易感性最积极的方法。人工免疫所获得免疫力不能维持终身，故对易感人群必须有计划地进行免疫接种。

②流行后免疫人口增加：经过一次流行后，大部分易感者因感染而获得免疫，但不能依靠这种方式来降低发病率，因流行后传染源数量增多，有时反而可促使该病的传播。

③隐性感染后免疫人口增加：隐性感染者虽无症状，但也是传染源，不可能期望通过它的增加来制止疾病传播。

（3）人群易感性与疾病流行的关系：

易感者大量减少，能抑制疾病的流行，甚至使流行终止。但也不能认为易感者上升至某种水平，就一定能发生疾病流行，因疾病的发生必须有传染源的输入。

（二）传染病的防治措施

1. 疾病的三级预防

传染病与慢性非传染病都可将疾病的自然史分为三个阶段，即发病前期、发病期、发病后期。预防工作也根据疾病的自然史分为三级，也就是疾病的三级预防。

一级预防：为病因预防，主要针对病因及影响因素。受病原体污染的环境是许多传染病的危险因素，如性淫乱、吸毒是艾滋病的危险因素。和慢性非传染病不同的是，绝大部分传染病的致病因子比较清楚，针对已知的病因积极采取各项预防措施来预防疾病，可以做到防患于未然。

二级预防：又称三早预防，即早发现、早诊断、早治疗，即传染病发生后防止其传播、蔓延，传染病还要强调早报告、早隔离。彻底治疗患者，防止复发和成为慢性病或病原携带者，防止继续造成疾病传播，也是非常重要的。

三级预防：即积极治疗，预防伤残，做好康复。对于转为慢性传染病患者、病原携带者要登记、建档，对其进行管理，定期随访检查、治疗，防止其成为传染源再传播。

为了预防、控制和消灭传染病，必须讲究对策（策略）和具体的防疫措施（战术）。防疫对策是根据各种传染病具体情况制定并指导全局的工作方针。一般而言，对所有传染病均应采取针对传染源、传播途径和易感人群三个环节的综合措施，以达到取长补短、相辅相成的作用。但在采取综合措施时，应根据各种疾病的特点及不同时间、地区的具体条件，分清主次，突出主导措施，才能取得最大的效果。

2.传染病的预防措施

（1）预防性措施：

在疫情未出现时就采取措施，以防止疫情的发生。

（2）一般措施：

①开展预防各种传染病的健康教育，提高人们的防病知识。加强集体单位卫生保健制度的落实。

②有计划地改建和建设城乡公共卫生设施，改善用水条件，实行饮水消毒，对污水、污物、粪便进行无害化处理。

③各类医疗机构必须建立健全消毒隔离制度，杜绝医源性传播。

④托幼机构要严格执行预防传染病传播的卫生保健制度。

⑤加强国境检疫，严格执行《中华人民共和国国境卫生检疫法》，防止传染病的输入和输出。

3. 具体预防措施

（1）管理传染源

①对患者和疑似患者：在法定传染病方面，根据 2004 年 12 月 1 日起施行，原卫生部于 2008 年、2009 年补充修订的《中华人民共和国传染病防治法》规定，法定报告的传染病分为甲类、乙类和丙类，共有 39 种。

a. 甲类传染病是指鼠疫、霍乱。b. 乙类传染病是指传染性非典型肺炎、艾滋病、病毒性肝炎、脊髓灰质炎、人感染高致病性禽流感、麻疹、流行性出血热、狂犬病、流行性乙型脑炎、登革热、炭疽、细菌性和阿米巴性痢疾、肺结核、伤寒和副伤寒、流行性脑脊髓膜炎、百日咳、白喉、新生儿破伤风、猩红热、布鲁氏菌病、淋病、梅毒、钩端螺旋体病、血吸虫病、疟疾、甲型 H1N1 流感。c. 丙类传染病是指流行性感冒、流行性腮腺炎、风疹、急性出血性结膜炎、麻风病、流行性和地方性斑疹伤寒、黑热病、棘球蚴病、丝虫病，除霍乱、细菌性和阿米巴性

痢疾、伤寒和副伤寒以外的感染性腹泻病，手足口病。

原卫生部决定列入乙类、丙类传染病管理的其他传染病。

其他传染病：省级人民政府决定按照乙类、丙类管理的其他地方性传染病和其他暴发、流行或原因不明的传染病。

不明原因肺炎病例和不明原因死亡病例等重点监测疾病。上述规定以外的其他传染病，根据其暴发、流行情况和危害程度，需要列入乙类、丙类传染病的，由国务院卫生行政部门决定并予以公布。

②对病原携带者：无论是病后携带者、慢性携带者或健康携带者都可能感染周围人群，引起传染病传播甚至暴发，因此对他们应进行严格的管理和治疗。特别是对于从事饮食、水源、服务及托幼等行业的工作人员，根据有关法律法规要求，在就业前及工作期间定期进行体格检查。献血前应对献血者进行艾滋病、乙肝、丙肝、疟疾等项目的检查，以杜绝由此造成的传播。

③对密切接触者：密切接触者是曾与传染源有过密切接触并有可能受感染者。如果接触了潜伏期较长的传染病，如乙型肝炎、被犬咬伤者，可给予应急接种（人工自动或被动免疫），有些传染病如霍乱等可给密切接触者药物预防。不同传染病的密切接触者管理措施和管理期限不同，管理期限为该病的最长潜伏期，管理方式包括医学观察、留验。

④动物传染源：根据需要予以检疫、捕杀、焚烧、深埋，大的动物可隔离治疗。家畜和宠物应做好检疫和预防接种。

（2）切断传播途径：

根据传染病的不同传播途径可采取不同措施，因时、因地制宜。对于消化道传染病、虫媒传染病以及许多寄生虫病来说，切断传播途径通常是起主导作用的预防措施，其中以开展爱国卫生运动、搞好环境卫生为重点措施。

不同传染病的传播途径不同，对疫源地污染的途径不同，采取的措施也不相同。切断传播途径主要是进行消毒、搞好食品及环境卫生等措施。消毒是切断传播途径的重要措施。

广义的消毒包括消灭传播媒介，即杀虫、灭鼠等。

狭义的消毒是指消灭污染环境的病原体，消毒有疫源地消毒（包括随时消毒和终末消毒）及预防性消毒两大类。消毒方法有物理消毒法和化学消毒法两种。

（3）保护易感人群：

①提高人群非特异性免疫力的措施：平时养成良好的卫生习惯、规律的生活制度，改善营养及加强体育锻炼等措施均可提高机体非特异性免疫力。

②提高人群特异性免疫力的措施：通过预防接种，增强人群的主动或被动特异性免疫力是预防传染病的非常重要的措施。接种疫苗、菌苗、类毒素等之后，可使机体具有对抗病毒、细菌、毒素的特异性主动免疫，接种抗毒素、丙种球蛋白或特异性高价免疫球蛋白后，可使机体产生特异性被动免疫。有些传

染病可通过服药进行预防，如猩红热和流行性脑脊髓膜炎流行时，对密切接触者可服用抗菌药物进行预防。

（4）预防接种：是最经济、最有效地预防传染病的措施。

预防接种的目的是使人体产生特异性免疫力，提高人群免疫水平，阻断传染病的传播。我国预防接种已实行计划免疫。

【几种常见传染病的预防】

（一）禽流感

1. 概述　禽流感，全名鸟禽类流行性感冒，是由病毒引起的动物传染病，通常只感染鸟类，少见情况会感染猪。禽流感病毒高度针对特定物种，但在罕见情况下会跨越物种障碍感染人。自从 1997 年在中国香港地区发现人类也会感染禽流感之后，此病症引起全世界卫生组织的高度关注。其后，本病一直在亚洲区零星暴发，但从 2003 年 12 月开始，禽流感在东亚多国，主要在越南、韩国、泰国严重暴发，并造成越南多名患者丧生。现时远至东欧多个国家亦有案例。2012 年 3 月，中国台湾地区首度发生 H5N2 高致病性禽流感，引发重视。

2. 禽流感的流行特点

（1）发病季节：

高致病性禽流感病毒与普通流感病毒相似，一年四季均可流行，但在冬季和春季容易流行，主要原因是：

第一，流感病毒对温度比较敏感，随着环境温度的升高，病毒存活时间缩短。另外，夏秋时节光照强度相对更高，阳光中的紫外线对病毒有很强的杀灭作用。

第二，夏秋时节，禽舍通风强度远远高于冬春季，良好的通风可以大大减少鸡舍环境中的病毒数量，因此，病毒侵入到鸡体内的机会和数量就明显减少，感染概率也就随之下降。同时，良好的通风也减少了不良气体对鸡呼吸道黏膜的刺激，对维持呼吸道黏膜的抵抗力具有重要意义。因此禽流感病毒在低温条件下抵抗力较强。各种品种和不同日龄的禽类均可感染高致病性禽流感。禽流感发病急，传播快，其致死率可达 100%。

（2）传染源：

至今为止，禽流感病毒并未从禽类传给人类。2003 年以来，有过百人感染禽流感，但相对于大量禽类感染以及众多的人类接触机会，特别是在那些在后院饲养家禽比较普遍的地区，人类感染的数量还是非常低的。

许多家禽如鸡、火鸡、珍珠鸡、鹌鹑、鸭、鹅等都可感染发病，但以鸡、火鸡、鸭和鹅多见，以火鸡和鸡最为易感，发病率和死亡率都很高；鸭和鹅等水禽的易感性较低，但可带病毒或隐性感染，有时也会有大量死亡。各种日龄的鸡和火鸡都可感染发病死亡，与水禽如雏鸭、雏鹅相比，其死亡率较高。尚未发现高致病性禽流感的发生与家禽性别有关。

（3）传播途径：

人类感染禽流感病毒，目前认为直接接触染疫的禽类，或接触受其排泄物污染的物体，是人类感染的主要途径。通过飞沫及接触呼吸道分泌物也是禽流感的传播途径之一。如果直接接触带有相当数量病毒的物品，如家禽的粪便、羽毛、呼吸道分泌物、血液等，也可通过眼结膜和破损皮肤引起感染。

禽流感的传播有病禽和健康禽直接接触和病毒污染物间接接触两种。禽流感病毒存在于病禽和感染禽的消化道、呼吸道和禽体脏器组织中。因此病毒可随眼、鼻、口腔分泌物及粪便排出体外，含禽病毒的分泌物、粪便、死禽尸体污染的任何物体，如饲料、饮水、鸡舍、空气、笼具、饲养管理用具，运输车辆、昆虫以及各种携带病毒的鸟类等均可机械性传播。健康禽通过呼吸道和消化道感染，引起发病。

此外，实验室生物安全也十分重要，要严防实验室泄漏引起的感染事件。

（4）禽流感的潜伏期：

禽流感的潜伏期从数小时到数天，最长可达 21 天。潜伏期的长短受多种因素的影响，如病毒的毒力、感染的数量、禽体的抵抗力、日龄大小和品种、饲养管理情况、营养状况、环境卫生及应激因素的影响。高致病性禽流感的潜伏期短，发病急，发病率和死亡率很高，在潜伏期内有传染的可能性。

（5）禽流感的高危人群：

人群普遍易感禽流感，青少年为高危人群。

3. 禽流感的预防

对禽流感的预防必须采用综合性预防措施。养殖场应远离居民区、集贸市场、交通要道以及其他动物生产场所和相关设施等；不从疫区引进种蛋和种禽；对过往车辆以及场区周围的环境，孵化厅、孵化器、鸡舍笼具、工作人员的衣帽和鞋等进行严格的消毒；采取全进全出的饲养模式，杜绝鸟类与家禽的接触；在养殖场中应专门设置供工作人员出入的通道，对工作人员及其常规防护物品应进行可靠的清洗及消毒；严禁一切外来人员进入或参观动物养殖场区。在受高致病性禽流感威胁的地区，应在当地兽医卫生管理部门的指导下进行疫苗的免疫接种，定期进行血清学监测，以保证疫苗的免疫预防效果确实可靠。针对禽流感，各级政府及相关行政部门、专业部门要共同努力，应该做到：

（1）控制传染源，切断传播链：

预防控制禽流感在禽类中的蔓延，减少经济损失，从“源头”做起，这也是防控人感染禽流感的关键所在：推广禽流感疫苗接种，尤其是农村、散养户；加强禽流感监测，包括禽类、候鸟类的监测，预防野禽—候鸟—家禽的病毒循环；推广卫生养殖；加强动物市场管理，建议在城市实行集中屠宰、“休市日”制度；及时严格控制禽类禽流感疫情，一旦发现禽流感疫情，要及时采取“消毒+捕杀+免疫”措施，并公布疫情，让公众自觉参与到防控禽流感的工作中来。

预防人感染禽流感病毒：接触感染的禽鸟或者由于实验室泄漏，人都可能感染禽流感病毒，因此，不但要预防人从动物等外环境感染病毒，也要加强实验室安全管理。

加强监测，做到“早发现、早报告、早治疗、早隔离”。既要加强动物的监测，也要加强人流感和不明原因肺炎的监测，及早发现疫情。发生人禽流感个案时，积极治疗患者，降低病死率；密切接触者要进行医学观察，药物预防。此外，一旦发生疫情，加强医院的感染控制工作十分重要。

（2）做好环境的消毒工作：

通过对养禽环境（包括有可能受到污染的水源等）进行经常性的消毒，以杀灭被污染环境中的禽流感病毒，可防止人与禽流感病毒的接触机会。禽流感病毒对乙醚、氯仿、丙酮等有机溶剂均敏感。常用消毒剂容易将其灭活，如氧化剂、稀酸、卤素化合物包括漂白粉和碘剂等都能迅速破坏其活性。

消毒液的配制与使用：

目前，虽然许多养禽户掌握了养殖场地、器械、用具的消毒方法，但带禽消毒技术还没有掌握。现将带禽消毒的几种消毒液的配制及使用方法、注意事项介绍如下：

过氧乙酸配制成0.2%～0.3%的水溶液喷雾，能杀死多种细菌、真菌、病毒，同时还能消除禽舍内的氨气，补充舍内的氧气。该消毒液由于浓度较低，易分解，应现用现配。

新苯扎氯铵配制成0.1%的水溶液喷雾，对一般病毒细菌有强大的杀灭效能。使用时，注意避免与肥皂或碱类接触。

次氯酸钠配制成含氯$30x10^{-6}$～$50x10^{-6}$的水溶液喷雾，对大肠埃希菌、鸡白痢沙门氏杆菌有强力杀灭作用。配制时，不能使用 pH 较高的水做稀释液，同时应现配现用。

强力消毒灵配成0.05%～0.1%的水溶液喷雾，能快速杀灭金黄色葡萄球菌、大肠埃希菌等许多致病菌，使用时不要与还原型消毒剂合用。

百毒杀配制成1:200或1:300倍的水溶液喷雾，能杀死大肠埃希菌、沙门氏杆菌等，对鸡马立克氏病毒、鸡新城疫病毒等也有一定效果。

醛类消毒剂有甲醛、聚甲醛等，其中以甲醛的熏蒸消毒最为常用。密闭的圈舍可按 7 ～21g/m 高锰酸钾加入 14～ 42mL 福尔马林进行熏蒸消毒。熏蒸消毒时，室温一般不应低于 15℃，相对湿度应为 60%～80%，可先在容器中加入高锰酸钾后再加入福尔马林溶液，密闭门窗 7 小时以上便可达到消毒目的，然后敞开门窗通风换气，消除残余的气味。

含氯消毒剂的消毒效果取决于有效氯的含量，含量越高，消毒能力越强，包括无机含氯和有机含氯消毒剂。可用 5%漂白粉溶液喷洒于动物圈舍、笼架、饲槽及车辆等进行消毒。次氯酸杀毒迅速，且无残留物和气味，因此常用于食品厂、肉联厂设备和工作台面等物品的消毒。

碱类制剂主要有氢氧化钠等，消毒用的氢氧化钠制剂大部分是含有 94%氢氧化钠的粗制碱液，使用时常加热配成 1%～2%的水溶液，用于消毒被病毒污染的鸡舍地面、墙壁、运动场和污物等，也用于屠宰场、食品厂等地面以及运输车辆等物品的消毒。喷洒 6～12 小时后用清水冲洗干净。

（3）普通居民防范禽流感措施：

禽流感疫情发生时，应坚决实施疫情扑灭措施，对病死禽和捕杀禽作无害化处理，避免与发病和死亡禽的接触。

①尽量避免跟活的家禽接触。同时，一定要到正规、经过检疫的市场购买鸡肉、鸡蛋等。

②尽量吃熟食。吃鸡蛋及鸡肉时一定要煮熟煮透，对于鸡蛋，要煮到蛋白凝固；鸡肉要煮到不要带有鲜红血色。

③加强消毒，接触禽类时自己不要有伤口。由于禽流感病毒主要通过粪便、空气传播，如果有家养的禽类，处理粪便时要注意戴口罩、洒消毒剂等。

④对于家里养的鹦鹉等宠物鸟，要尽量避免跟外界接触，注意打疫苗。同时，定期清除粪便，对笼子进行消毒等。

（4）与禽类接触人员防护：

与禽类接触人员应加强个人的卫生，尽量不接触病死禽及其排泄物；处理禽流感疫情的工作人员应做好自身防护。普通人群应避免与野生禽类接触，远离野生禽类。

禽鸟类相关从业人员包括养鸡场人员，农贸市场销售、屠宰、洗切人员等与禽鸟类密切接触人员。应采取有效预防措施，既能防止个人感染禽流感病毒，也能防止病毒扩散，感染其他人。

禽鸟类相关从业人员，可接种流感疫苗，减少患普通流感的可能性。在接触禽类时要做好个人防护措施，操作时戴口罩，尽量避免接触禽鸟类排泄物。

（二）艾滋病

1.概述

艾滋病，即获得性免疫缺陷综合征（acquired immune deficiency syn-drome，AIDS）。它是人类因为感染人类免疫缺陷病毒（human immunodefi-ciency virus，HIV）后导致免疫缺陷，并发一系列机会性感染及肿瘤，严重者可导致死亡的综合征。目前，艾滋病已成为严重威胁世界人民健康的公共卫生问题。1983 年，人类首次发现 HIV。目前，艾滋病已经从一种致死性疾病变为一种可控的慢性病。

2.艾滋病流行现状

WHO 报告 2010 年全世界存活 HIV 携带者及艾滋病患者共 3 400 万人，新感染 270 万人，全年死亡 180 万人。每天有超过 7000 人新发感染，全世界各地区均有流行，但 97%以上在中、低收入国家，尤以非洲为重。专家估计，全球流行重灾区可能会从非洲移向亚洲。中国 CDC 估计，截至 2011 年底，我国存活 HIV 携带者及艾滋病患者约 78 万人，全年新发感染者 4.8 万人，死亡 2.8 万人，疫情已覆盖全国所有省、自治区、直辖市。目前我国面临艾滋病发病和死亡的高峰期，且已由吸毒、暗娼等高危人群开始向一般人群扩散。

3.传染源

HIV 感染者和艾滋病患者是本病的唯一传染源。

4. 传播途径

HIV 主要存在于感染者和患者的血液、精液、阴道分泌物、乳汁中。①性行为：与已感染的伴侣发生无保护的性行为，包括同性、异性和双性性接触。②静脉注射吸毒：与他人共用被感染者使用过的、未经消毒的注射工具，这是一种非常重要的 HIV 传播途径。③母婴传播：在怀孕、生产和母乳喂养过程中，感染 HIV 的母亲可能会将病毒传播给胎儿及婴儿。④血液及血制品（包括人工授精、皮肤移植和器官移植）。握手，拥抱，礼节性亲吻，同吃同饮，共用厕所和浴室，共用办公室、公共交通工具、娱乐设施等日常生活接触不会传播 HIV。

5. 易感人群

人群普遍易感。高危人群包括：男性同性恋者、静脉注射吸毒者、与 HIV 携带者经常有性接触者、经常输血及血制品者和 HIV 感染母亲所生婴儿。

6. 艾滋病防治措施

中国当前正处于艾滋病综合防治关键时期，若预防工作不到位，中国的艾滋病疫情将会丧失控制。预防 HIV 感染措施：①传染源的管理：高危人群应定期检测 HIV 抗体，医疗卫生部门发现感染者应及时上报，并应对感染者进行 HIV 相关知识的普及，以避免传染给其他人。感染者的血液、体液及分泌物应进行消毒。②切断传播途径：避免不安全的性行为，禁止性乱交，取缔娼妓。严格筛选供血人员，严格检查血液制品，推广一次性注射器的使用。严禁注射毒品，尤其是共用针具注射毒品。不共用牙具或剃须刀。不到非正规医院进行检查及治疗。③保护易感人群：提倡婚前、孕前体检。对 HIV 阳性的孕妇应进行母婴阻断。包括产科干预（终止妊娠、剖宫产）+抗病毒药物+人工喂养。医务人员严格遵守医疗操作程序，避免职业暴露。出现职业暴露后，应立即向远心端挤压伤口，尽可能挤出损伤处的血液，再用肥皂液和流动的清水冲洗伤口；污染眼部等黏膜时，应用大量生理盐水反复对黏膜进行冲洗；用 75%的酒精或

0.5%碘附对伤口局部进行消毒，尽量不要包扎。然后立即请感染科专业医生进行危险度评估，决定是否进行预防性治疗。如需用药，应尽可能在发生职业暴露后最短的时间内（尽可能在 2 小时内）进行预防性用药，最好不超过 24 小时，但即使超过 24 小时，也建议实施预防性用药。还需进行职业暴露后的咨询与监测。

（三）结核病

1.概述

结核病是一种古老的疾病。1973 年，湖南长沙马王堆汉墓出土的 2100 年前的女尸身上发现左上肺门均有结核病灶。结核病的主要致病菌是结核病分枝杆菌。典型的结核分枝杆菌的形态为细长稍弯曲或直的，两端圆钝的杆菌，长 1～4μm，宽 0.3～0.6μum。结核分枝杆菌和普通细菌相比，对物理和化学的消毒与灭菌方法具有比较强的抵抗力。结核分枝杆菌可能侵入人体全身各种器官，但主要侵犯肺脏，称为肺结核病。肺结核病占各种类型结核病的 80%以上，且肺结核是结核病传染的主要类型。肺结核常见症状是咳嗽、咯痰，痰中带血，其他常见症状还有低热、夜间盗汗、午后发热、胸痛、疲乏无力、体重减轻、呼吸困难等。咳嗽咯痰两周或痰中带血，可能得了肺结核，应及时到医院就诊。

2.结核病流行

自 1882 年结核菌被发现以来，随着人们对结核病的科学认识，从郭霍氏发现结核分枝杆菌到链霉素等抗结核药物的广泛应用，在肺结核的诊断、早期发现、预防、治疗、消毒、隔离及卫生宣教等方面有了新的进展。从 1945 年开始，进入现代化学疗法的阶段，随着各种化学药物的问世，化学疗法逐渐普及，结核病控制措施不断完善，结核病的流行状况发生了显著的变化，结核病的流行呈加速下降趋势。

20 世纪 90 年代，全球结核病疫情回升。其主要原因为：

（1）对结核病的忽视；发达国家放松了结核病控制工作。而发展中国家尽管疫情严重，但无疑是足够的力量支持结核病防治工作。

（2）移民和难民增加：来自结核病流行严重地区的大量移民和难民大多数是已经感染了结核菌，发病率很高，他们的发病加重了当地结核病的流行。

(3)HIV 感染和 AIDS 的流行：HIV 感染降低了人体对结核菌的免疫力，使 HIV 感染合并结核菌感染的人迅速发生结核病。

（4）多耐药结核病例增加：由于结核患者的不规律治疗，患者肺内的结核菌对多种抗结核药物发生耐药。这些患者不但治疗无效，病死率高，而且传染给其他人，造成耐药性结核菌的流行。

全球结核病疫情流行现状：据世界卫生组织报道，目前全球有近 1/3 的人已感染结核分枝杆菌，也就是 20 亿人口感染了结核菌。全球有活动性肺结核患者约 2 000 万，每年新发结核患者 800 万～1000 万，每年约有 300 万人死于结核病。结核病已成为全世界成人因传染病而死亡的主要疾病之一。我国是全球 22 个结核病高负担国家之一，活动性肺结核患者数居世界第二位。

据 2000 年全国结核病流行病学抽样调查结果显示，我国结核病疫情流行现状为：

（1）结核病感染率高：目前全年龄组结核菌感染率为 44.5%，全国约 5.5 亿人受到了结核菌感染，结核菌感染率高于全球人口感染率的 1/3 水平。

（2）结核病患病率高：全国活动性肺结核患病率为 367/10 万，涂阳肺结核患病率为 122/10 万，菌阳肺结核患病率为 160/10 万；估算全国现有活动性肺结核病患者 450 万，其中涂阳肺结核患者 150 万，菌阳肺结核患者 200 万

（3）结核病耐药率高：肺结核患者结核菌初始耐药率为 18.6/10 万，继发耐药率为 46.5/10 万。按照全国慢性肺结核患者 200 万计算，全国有耐药患者 55.5 万。

（4）结核病死亡率高：全国结核病死亡率为 9.8/10 万，每年因结核病死亡 13 万人，为各种其他传染病和寄生虫病死亡总和的 2 倍。

3. 结核病防治

（1）政府承诺：首先明确控制结核病是各级政府的责任，政府应该加强对

结核病控制工作的领导和支持，提供足够的经费，以保证开展现代结核病控制工作的需要。

（2）限时报告：依照原卫生部卫疾控发（1996）第5号文件，将肺结核病纳入《中华人民共和国传染病防治法》乙类传染病管理。凡肺结核及疑似肺结核病例，城镇应于12小时内，农村于24小时内，向地方卫生行政部门指定的卫生机构寄出传染病报告卡，有网络直报条件的单位进行网络直报。

（3）全程管理：为加强全国结核病疫情的管理，卫健委决定将肺结核病列为《中华人民共和国传染病防治法》乙类传染病管理，并要求各级医疗卫生单位要将肺结核病可疑者和肺结核患者转至结核病防治机构进行统一的检查、督导化疗与管理。

（4）有效措施：积极发现和治愈传染性肺结核患者（痰涂片阳性），是当今结核病控制最有效、最符合成本/效益的疾病控制干预措施。也就是说，目前预防和控制结核病的最有效措施就是及时发现并正规治愈结核患者。这也是现代结核病控制策略（直接面视下短程化学疗法，DOTS）的实质。控制和治愈结核病传染源的最有效方法就是应用DOTS，能使结核病传染源短期内失去传染性，避免多种耐药患者发生，显著地减少复发和得到彻底治愈。

第二节　常见慢性非传染性疾病防治

一、心、脑血管疾病防治

心、脑血管疾病是指脑血管病和各型心脏病，是使当今人类生命和健康受到严重威胁的疾病之一。包括高血压、脑卒中（脑出血、脑梗死、脑栓塞、蛛网膜下腔出血）、冠心病、风湿性心脏病、先天性心脏病、梅毒性心脏病、心肌炎、心肌病等心、脑血管疾病等，是目前严重威胁人类健康的一大类疾病。心、脑血管疾病占全世界所有死因的首位。据WHO统计，2005年，全球死因死亡数5800万，其中心血管疾病占30%。2009年，中国总死亡人数为944.9万，其中心血管病占36%。中国每年约260万人死于心、脑血管疾病，每天约死亡7000人。在心、脑血管疾病中，目前危害最严重的是冠心病和脑卒中，高血压又是两者的最重要危险因素，因此，对心、脑血管疾病的防治应以高血压、冠心病、脑卒中为重点。心、脑血管疾病造成的残疾和死亡给全世界带来巨大的负担，已成为世界各国重点防治的疾病之一。我国目前正进行的心、脑血管患者群防群治工作中，也以这三种病为重点。

【心、脑血管疾病的主要危险因素】

心、脑血管疾病的发生与多种因素有关，包括机体因素、疾病因素、行为生活方式和社会心理因素等，并且多种因素同时存在时可形成多因素联合作用。

1. 机体因素

遗传因素、年龄与性别、肥胖与超重等机体因素，均与心、脑血管疾病的发生有着密切的关系

（1）遗传：具有冠心病家族史的人群，其冠心病的死亡率为一般人群的 2.4 倍。父母双方中一人患有高血压，其子女中有 28.3%的人血压高于正常值；父母双方血压均高，其子女中有 45.5%的人血压高于正常值。许多研究已证实，高血压和冠心病有明显的家族聚集现象，其遗传方式表现为多基因遗传，是遗传因素与环境因素共同作用的结果。

（2）年龄与性别：男性 40 岁以后，冠心病的发病率随年龄的增长而升高，平均每增长 10 岁，冠心病发病率可升高一倍。女性因受雌激素保护，其冠心病的发病年龄平均较男性晚 10 年，更年期后，发病率逐渐接近男性。

（3）超重与肥胖：高血压与超重有关，体重指数、腰围与臀围比与血压呈正相关。超过平均体重 10%的人，其发生冠心病的危险性为正常体重者的 1.3~3.4 倍。超重与肥胖对心、脑血管疾病的影响主要是通过促进其他危险因子（高血压、高脂血症和糖尿病）的形成，间接促进心、脑血管疾病发生。

2. 疾病因素

疾病因素包括高血压、高血脂、糖尿病、心脏病、短暂性脑缺血发作等，有的本身是心、脑血管疾病，但又可成为其他心、脑血管疾病的危险因素。

（1）高血压：高血压是心、脑血管疾病最重要的独立危险因素。高血压患者的冠心病发病率比血压正常者高约 4 倍，且患高血压年龄愈早，冠心病的危险性愈高。血压的增高还可使脑卒中的发病危险性显著增加。我国脑卒高血压患者中 76%有高血压病史，冠心病患者中 65%有高血压病史。

（2）高血脂和高胆固醇血症：在心、脑血管疾病危险因素中，高胆固醇血症最被人们所重视。胆固醇可与体内蛋白质结合形成脂蛋白，低密度脂蛋白胆固醇（LDL-c）与冠心病的发生呈正相关。高密度脂蛋白胆固醇（HDL-c）与冠心病呈负相关。

（3）糖尿病或糖耐量异常：冠心病是糖尿病患者最常见和危险的并发症。国外研究表明，糖尿病患者患冠心病的机会较无糖尿病者高 2～4 倍，在葡萄糖耐量降低的患者中，脑卒中的发病率也有明显增高，在需要用胰岛素治疗的患者中，导致脑卒中的危险高于对照组。

（4）心脏病：心脏病是脑卒中的主要危险因素。无论血压水平如何，心脏病患者脑卒

中的危险性都是增加的，特别是冠心病患者，其发生脑卒中的风险是无冠心病患者群的 5 倍。

（5）短暂性脑缺血发作（transient ischemic attack，TIA）：是指 24 小时内可完全恢复的急性、局灶性脑神经功能缺失。TIA 是各型脑卒中特别是缺血性脑卒中的重要危险因素，曾发生 TIA 者，患脑卒中的危险性比正常人高 6 倍以上。也有资料指出，首次发生 TIA 后三年内，有 30%的患者发生脑卒中。

3. 行为生活方式

心、脑血管疾病的发生与许多不良行为生活习惯关系密切，包括吸烟、饮酒、不合理膳食以及缺乏体力活动等。

（1）吸烟：吸烟已被公认为是心脑血管疾病的危险因素，且呈剂量一反应关系。吸烟的支数越多，吸烟年限越长，开始吸烟的年龄越早，发生心、脑血

管疾病的危险性越高。研究资料表明：大量吸烟的男性发生心、脑血管疾病的危险性约为非吸烟者的3倍。

（2）酗酒：人群研究表明，饮酒有升高血压的作用，饮酒者高血压发病危险性比不饮酒者高 40%。我国高血压抽样人群调查表明，饮酒量与高血压患病率呈剂量一反应关系，饮酒量越高，血压也越高。当饮酒量减少或戒酒后，血压可下降。酗酒者冠心病的发病危险性明显增加，大量饮酒还可诱发高血压患者发生脑卒中。

（3）饮食因素：高盐饮食与血压升高有关，可增加高血压的患病率；高热量、高脂肪、高胆固醇膳食是导致动脉粥样硬化的重要因素，可使心、脑血管疾病的患病率明显上升。国外研究报道，饮用软水的人群中，心、脑血管疾病的死亡率高于饮用硬水的人群，这可能与机体缺乏人体必需的钙、镁微量元素密切相关。

（4）体力活动不足：长期缺乏体力活动及静坐的生活方式，可引起心血管代偿功能受损，冠心病的危险性增加。流行病学研究提示，适量的有氧运动能有效预防冠心病的发生。

4. 社会心理因素

社会心理因素对心、脑血管疾病的影响越来越受到人们的重视。精神紧张、忧虑、时间紧迫感、注意力高度集中等，可使血压、血脂升高，从而导致冠心病和脑卒中的危险性增高。研究显示，A 型性格者血液中三酰甘油浓度升高，可使冠心病的危险性增高，为非A型性格者的2倍，复发心肌梗死的危险增加5倍。

5. 多因素联合作用

心、脑血管疾病大多是由多因素综合作用的结果，危险因素越多，发生心、脑血管疾病的危险性越高。其危险因素的联合作用多表现为协同作用，其效应至少是相加的，也可能是相乘的。WHO 于 2002 年世界卫生保健报告显示，全球

83%～89%的冠心病和 70%～76%的脑卒中可归因于高血压、高血脂、肥胖、蔬菜和水果摄入不足、缺乏运动、吸烟六种危险因素的作用结果。

【心、脑血管疾病的防治措施】

预防心、脑血管疾病的措施包括针对普通人群的一级预防（社区预防）、针对已患病个体

或群体的二级预防和三级预防措施，并以针对主要危险因素进行防治的一级预防为主。

1. 一级预防

心、脑血管疾病的一级预防是对一般人群开展的病因预防，即针对危险因素积极采取综合性措施。

（1）健康教育：

这是心、脑血管疾病预防的重要一环。利用一切有效传播方式，使人群充分认识到心脑血管疾病的危险因素和对健康的危害，自觉改变不健康的生活习惯和行为，大力倡导“不吸烟、少吃盐、合理膳食、经常运动”的健康生活方式，达到降低危险因素水平、促进健康的目的。预防心、脑血管疾病应从儿童时期开始，重视开展学校健康教育。

（2）危险因素的干预：

①限制食盐摄入量：WHO 建议食盐摄入每日以 3～5g 为宜。为限制盐的摄入，家庭做饭可采用定量盐勺和刻度酱油瓶（1g 盐可折 5mL 酱油）。②戒烟和限制饮酒：戒烟是高血压患者预防心血管病的最有效的措施，可使心血管疾病危险性下降 50%。应建议有饮酒习惯的高血压患者限制饮酒量，男性每日摄入乙醇量不超过 20～30g，女性不超过 10～20g。③加强体育锻炼：增加体力活动，控制体重，改善机体各系统的功能，是预防心、脑血管疾病的重要手段。充分的体力活动可降低血压，降低血清胆固醇，增加冠脉储备。④合理膳食：控制总热量的摄入，以维持理想体重的需要为准；饱和脂肪酸摄入应不超过总能量

的 10%，胆固醇摄入量不超过 300mg/d；食用油以植物油为主；多食谷类、豆类及其制品；适量饮用茶水；多食新鲜蔬菜和水果。⑤尽可能保证充足的睡眠，适当增加愉悦身心的娱乐活动，如散步、练气功、阅读、下棋等，以减轻社会压力感，缓解心理应激状态。

2. 二级预防

做到早发现、早诊断和早治疗，控制危险因素，以防止心、脑血管疾病病情的加重

和并发症的发生。

（1）高危人群筛检：

①早期发现高血压患者：由于高血压早期无明显症状，患者一般不主动就医，因此，对于 35 岁以上的首诊患者应常规测量血压，以早期发现高血压。对已诊断为高血压的患者应进行有效的管理，提高服药率和治疗率，可降低心、脑血管疾病的发病率和死亡率。②早期发现动脉粥样硬化患者：对有冠心病或动脉粥样硬化家族史者，以及有高血压、糖尿病、肥胖症者，应定期检查心电图和检测血清胆固醇，以发现早期冠状动脉硬化患者。

（2）控制危险因素：

控制血压、血脂、血糖，降低体重，戒烟限酒，合理膳食，积极运动，保持乐观稳定的情绪等，以减少心、脑血管疾病的发病。

（3）药物治疗：

应用阿司匹林，可抗血小板凝集和释放，改善前列腺素与血栓素 A 的平衡，预防血栓形成，降低心肌梗死、脑卒中的发病以及死亡的风险；应用中医药，可降血压、降血黏度、改善微循环、抗氧化、抗血栓形成等。

3. 三级预防

这指的是合理、适当的康复治疗。心、脑血管疾病为慢性病，在积极治疗的基础上，进行心理和功能的康复治疗，并定期随访，预防并发症的发生，鼓

励其参加社会活动，延长寿命，提高生命质量。

二、糖尿病防治

【概述】

糖尿病是一种具有遗传倾向的内分泌代谢疾病。其是由于体内胰岛素糖尿病缺乏或拮抗胰岛素的激素增加，或胰岛素在靶细胞内不能发挥其正常生理作用而引起的葡萄糖、蛋白质及脂质代谢紊乱的一种综合征。

WHO把每年的11月14日定为“世界糖尿病日”。糖尿病为全身性和终身性疾病，并发症多，病残和病死率仅次于心血管疾病和癌症，已成为继心、脑血管疾病，恶性肿瘤之后严重危害人类健康的第三顽症。

按照WHO的标准，糖尿病主要有1型糖尿病、2型糖尿病、妊娠期糖尿病、特异型

糖尿病等类型。糖尿病若得不到及时恰当的治疗，则可发生心脏病变、脑血管病变、肾功能衰竭、双目失明、下肢坏疽等而成为致死致残的主要原因。

【糖尿病流行特征】

糖尿病已成为全球关注的健康问题，1978年在上海市10万人口中进行糖尿病调查，其发病率为10.12%；1993年我国糖尿病患者总数约有3000万人；2010年数字显示，我国糖尿病患者达9700万人。随着我国人民生活水平的不断提高及平均寿命的延长，糖尿病患病率正以惊人的速度增长，预计在2015年将由现在的2%上升到14%，引起全人类医学界的高度重视。据WHO最近提供的资料，全世界糖尿病患者有1.35亿人，预测到2025年将增加到3亿人。

【糖尿病危险因素】

糖尿病病因至今尚未明确，一般认为是一种多病因的代谢疾病，是由于遗传因素、环境和行为因素联合作用所导致的慢性高血糖病理状态。

1.遗传因素

早在60余年前，国际医学界就发现糖尿病患者的亲属中，糖尿病的发生率

显著高于普通人群。遗传是某种特性通过细胞染色体基因遗传给子代。单卵双胎具有相同的染色体，因此对单卵双胎进行遗传性疾病的观察是很有意义的。多数糖尿病学者认为糖尿病是由于多基因变异，使个体产生糖尿病易感性，也就是说通过基因遗传的不是糖尿病本身，而是对糖尿病的易感性，在此基础上加上环境因素（病毒感染、肥胖等）的作用，就可发生糖尿病。

2.环境因素

对于具有糖尿病易感性遗传基础的人，环境因素对其糖尿病的发生和发展起着重要的作用。环境因素包括以下几个方面：

（1）病毒感染：早在 1864 年，挪威医生发现一例腮腺炎患者，不久发生糖尿病。之后有关病毒感染引起糖尿病的报告络绎不绝。与糖尿病有关的病毒有腮腺炎病毒、风疹病毒、柯萨奇病毒、巨细胞病毒及脑炎、心肌炎病毒等。

(2)肥胖:肥胖是非胰岛素依赖型糖尿病发生与发展的一个重要环境因素。调查表明，体重指数（BMI）与非胰岛素依赖型糖尿病危险性呈正相关，超过理想体重 50%者比正常体重者发病率高 12 倍。肥胖者由于胰岛素靶细胞的胰岛素受体数量减少，或是胰岛素与受体结合后细胞内反应的缺陷，体内产生胰岛素抵抗而出现高血糖。同等的肥胖者持续时间越长，则越易发生高血糖。肥胖的起因与家族性遗传有关。多数由于长期摄取过多的高热量、高糖高

脂饮食，体力活动减少，体内脂肪储存增加所致。

（3）化学毒物：作为直接损害 B 细胞的物质有四氧嘧啶和链佐星，在美国和韩国作为灭鼠药使用的吡甲硝苯脲等。这些化学毒物所致的糖尿病较类似于 IDDM，而在人类的 IDDM 病因学方面似乎意义不大，仅能借以说明发病机制中细胞破坏为重要环节，而大多数患者的病因则并非这些毒物。

（4）饮食中某些食物成分：在冰岛，男孩 IDDM 发病多为 10 月所生者，所以一般怀疑其母亲在怀孕前后正是圣诞节，可能与大量食用含有亚硝基化合物的保存肉类有关。动物实验已证实，使动物仔食用熏制肉可致糖尿病。

（5）营养不良：文献报道在非洲或东南亚一些以木薯为主食的国家和地区发生的糖尿病，临床表现既不同于 IDDM，也不同于 NIDDM，可能与食用木薯有关。因为在摄取大量木薯而蛋白质摄入很低的情况下，特别是含硫氨基酸不足，可造成氰化物在体内蓄积而损伤胰腺。另外动物实验和临床证明，长期蛋白质营养缺乏，可导致胰岛素分泌减少，糖耐量减低。

3. 其他

自身免疫、缺乏体力活动、高能饮食、怀孕、长期的过度紧张以及影响糖代谢的药物如利尿剂、糖皮质激素、类固醇类口服避孕药等，也是糖尿病的危险因素之一。

【糖尿病的防治措施】

1. 一级预防

也称初级预防，最为重要，目的是减少糖尿病的发病率。

主要措施是：改变人群中与 2 型糖尿病发病有关的因素，如过度营养、肥胖、久坐的生活方式和缺少体力活动等；加强对糖尿病高危人群的预防和监护。通过以上努力，降低糖尿病的发病率；糖尿病的防制教育已成为治疗糖尿病的一项内容。世界卫生组织糖尿病专家委员会第二次报告中指出："教育是有效的治疗和医学预防的基础。有效的治疗目的在于争取糖尿病患者短期和长期的身体健康，并有益于医院病床的有效使用和卫生经济的改进。"糖尿病教育的内容包括糖尿病基础知识、饮食控制、运动锻炼、降糖药物的使用、低血糖的预防与处理及尿糖和血糖的自我监测等。

2. 二级预防

目的是早期发现糖尿病并有效地治疗。主要措施是：通过健康查体及早发现糖尿病，对尚未被诊断为糖尿病的高危人群进行筛查。

3. 三级预防

目的是减少或延迟糖尿病并发症的发生。主要措施是：对已确诊的糖尿病患者通过糖尿病教育、运动疗法、饮食疗法、药物治疗、血糖监测等综合治疗方法，使血糖长期稳定地控制在正常或接近正常水平。

三、恶性肿瘤防治

【概述】

目前，恶性肿瘤已成为威胁人类健康的最严重疾病之一。WHO 根据世界各地区癌症

发病率、死亡率和世界人口资料估计，近年来全世界每年死于恶性肿瘤者为 690 万人，新发病例为 870 万，现患病例为 3710 万，发达国家每年新发病例为 330 万，发展中国家为 540 万。估计到 2015 年，全世界每年恶性肿瘤死亡者可达 900 万人，发病者达 1500 万，其中 2/3 将发生在发展中国家，而中国将占相当大的比例。国内外的经验表明，恶性肿瘤的防治必须采取重视高危人群、积极控制危险因素等预防策略，这才是有效的途径。恶性肿瘤会造成大量劳动力的损失和社会资源的大量消耗。因此，恶性肿瘤已成为全人类共同关心的重大问题。

【恶性肿瘤的流行病学特征】

1. 地区分布特点

恶性肿瘤的发病率和死亡率自 20 世纪 20 年代以来逐年上升。就世界范围而言，不同国家和地区之间存在着差别。肝癌在欧美罕见，在日本、马来西亚、印度尼西亚、新加坡和我国沿海地区长江以南诸省高发。

胃癌在日本、智利、芬兰、奥地利、冰岛等地区发病率高，移居夏威夷的日侨胃癌发病人数仍较当地人高，随移居时间延长，他们及其后裔的胃癌发病率下降。近年来，我国甘肃河西走廊、胶东半岛、江浙沿海的胃癌发病率较高。

食管癌在伊朗东北部、南非（班图族）、肯尼亚、中亚地区、智利（北部）、瑞士、法国较多见。我国河南、山西、河北及北京为高发地区，以太行山为中心，向四周逐渐减低，大体呈一个不规则的同心圆分布。

肠癌在胃肠道恶性肿瘤的发病率中仅次于胃癌。美国肠癌发病率高达 51.8/10 万.西欧、加拿大次之，日本随着战后饮食习惯的欧美化，大肠癌发病率已逐年上升。我国肠癌发病率也呈逐年上升趋势，长江以南地区高于华北地区。

白血病在欧美国家发病率高达 8～12/10 万，埃及、日本较低，仅有 2～4/10 万，针对我国 21 个省、市 2 亿人口的调查表明，白血病发病率在 3/10 万左右，但有的地区如湖南高达 5～6.6/10 万。

我国城乡恶性肿瘤在死因谱中顺位不同，城市以肺癌居首位，农村占首位的是胃癌，城乡占前四位的是肺癌、肝癌、胃癌和食管癌。城市人口中，结肠癌、直肠癌及肛门癌死亡率明显高于农村，而农村宫颈癌死亡率显著高于城市。这可能与城乡膳食结构、卫生服务条件、妇女婚育模式不同有关。

乳腺癌在发达国家中占女性恶性肿瘤的首位。近年来乳腺癌死亡率上升 30%～50%。我国乳腺癌发病率也呈上升趋势，如北京地区乳腺癌发病率超过宫颈癌。

鼻咽癌在东南亚及我国华南等地区（广东、广西、云南、江西、湖北等）高发，新加坡、日本、美国和泰国的华侨中鼻咽癌发病率也高于当地人，在日本的华人与日本人的发病率之比为 14.04:0.23；美国加利福尼亚的 15 岁以上男性华人鼻咽癌死亡率与美国白人之比为 15.4:0.57。

2. 人群分布特点

（1）年龄分布：任何年龄都可发生恶性肿瘤，但发病率多随年龄同步增长。儿童期最多见的是白血病、脑瘤及恶性淋巴瘤；青壮年时期常见的是肝癌及白血病；中年及老年期多以胃癌、食管癌、宫颈癌、肝癌及肺癌为主。乳腺癌则多见于青春期及更年期的两个高峰。

（2）性别分布：10 岁以下男性发病率较高；20~60 岁，特别是 35~55 岁女性因乳腺癌、宫颈癌而使发病率增高；60 岁以上男性则因食管癌、胃癌、肺癌、肠癌出现高峰，致使发病率增高。

（3）婚育状况分布：早婚多育妇女宫颈癌多发，未婚者及犹太妇女中罕见（可能与犹太族男性有幼时割包皮习俗有关），说明与性行为有关。宫颈癌低发区宫体癌及乳腺癌发病率较高。

（4）种族分布：鼻咽癌多见于中国人（说广东方言的人群最高），原发性肝癌多见于非洲班图人，印度人中口腔癌发病多，哈萨克人食管癌较常见。皮肤癌和不同人种皮肤色素沉着多少有关

（5）职业分布：职业性膀胱癌主要发生在染料（生产 a、β 萘胺、联苯胺等染料）、橡胶、电缆制造等行业；职业性皮肤癌多见于煤焦油和石油产品行业；职业性肺癌以接触石棉、砷、铬、镍以及放射性矿开采等行业为多。

（6）移民中分布：日本胃癌死亡率高，美国很低，相差约 5 倍；美国肠癌死亡率高，日本很低，相差也约 5 倍；美籍日本人中胃癌死亡率下降，在美出生的第二代日本人胃癌死亡率更低，而肠癌死亡率在逐渐上升，这说明两种癌的发病可能与环境因素密切相关。

【恶性肿瘤的主要危险因素】

1. 行为及生活方式

（1）吸烟：肺癌发病率与吸烟有关，吸烟者为 85.2/10 万，而不吸烟者仅为 14.7/10 万。每天吸烟半包到 1 包、1 包到 2 包及 2 包以上者，肺癌死亡率比不吸烟者的分别增高 8.4、18 和 21 倍。吸烟又接触石棉、镍、铬、镉等，由于协同作用致使肺癌发病率更高。一般认为吸卷烟可以使肺癌死亡率提高 10 倍以上。

（2）饮酒：饮酒与口腔癌、咽癌、喉癌、直肠癌有一定联系。长期饮酒可导致肝硬化，继而可能与肝癌有联系。饮酒又吸烟者可增加某些恶性肿瘤的危险性。

（3）饮食：有人估计，发达国家男性癌症的 30%～40%、女性癌症的 60%

可能与饮食有关。饮食致癌的可能途径、方式大约有以下几种：

①天然食物或食品添加剂中存在致癌物：如亚硝胺有强致癌作用，并不一定要长期慢性作用，而只需一次足够的“冲击量”即可诱发恶性肿瘤。食用色素中具有致癌性的有二甲氨基偶氮苯（致肝癌、胆管癌、皮肤癌、膀胱癌）、邻氨基偶氮甲苯（致肝癌、肺癌、膀胱癌、肉瘤）、碱基菊灯（致肝癌、白血病、网状细胞肉癌）。

②食物受致癌物污染：黄曲霉菌污染米、麦、高粱、玉米、花生、大豆，产生黄曲霉毒。其他污染食物中的致癌物还有展青霉素、黄曲霉毒素、杂色曲霉素、环氯霉素、灰黄霉素等。

③食物加工或烹调过程中产生致癌物：烟熏、炙烤及高温烹煮食物时由于蛋白质热解，特别在烧焦的鱼、肉中可产生有致突变和致癌性的多环有机化合物。

④食物成分在胃肠道内形成致癌物：当胃肠道中细菌多时，细菌的代谢作用与硝酸盐的还原能力均加强（细菌的硝酸盐还原酶适于在中性环境中发挥作用），故胃酸减少或缺乏时，胃内亚硝酸盐浓度高，出现适于亚硝胺形成的胃内环境。

⑤营养缺乏时的间接致癌作用：食品粗糙，长期缺铁，营养不足时，发生食管癌和胃癌的危险性增加。硒的平均摄入量、血硒水平、饮食中硒浓度，均与发生恶性肿瘤的危险性呈负相关。长期缺碘或碘过多与甲状腺癌的发生有关。

⑥过多营养的间接致癌作用：食物热量过高，纤维素过少，特别是脂肪总摄入量过高，可使乳腺癌、结肠癌、前列腺癌发病率增加。动物实验表明，高脂肪膳食又缺乏胆碱、叶酸、维生素 B，及蛋氨酸时，可增强各种化学致癌物的致癌性。

2.环境理化因素

（1）化学因素：

化学致癌物是指具有诱发肿瘤形成能力的化学物。目前已证实可对动物致癌的有 100 多种，通过流行病学调查证实对人类有致癌作用的达 30 多种。

（2）物理因素：

①电离辐射诱发人类癌症问题：自 16 世纪以来一直受到人们关注。1945 年 8 月，原子弹在日本广岛和长崎爆炸后的幸存者中，白血病发病率明显增高，1950—1954 年达到高峰，而且距爆炸中心越近，接受辐射剂量越大者，白血病发病率越高。又如 1925—1943 年，美国放射科医生的白血病死亡率较一般医生高 10 倍以上。电离辐射可引起人类多种癌症，如急性和慢性细胞白血病、其他类型急性白血病、多发性骨髓瘤、恶性淋巴瘤、骨肉瘤、皮肤癌、肺癌、甲状腺癌、乳腺癌、胃癌、胰腺癌、肝癌、喉癌、脑瘤、神经母细胞瘤、肾脏细胞瘤及鼻窦癌等。

②紫外线：长期接触紫外线可引起皮肤癌。临床观察表明，长期在阳光（阳光中含有大量紫外线）下暴晒的部位，其皮肤癌的发病率较高，尤其是白色人种。

③某些纤维：人与某些纤维，如石棉、玻璃丝等长期接触，可以诱发肺或胸膜的恶性肿瘤。流行病学调查发现，约 50%的石棉肺患者得了肺癌，80%的胸膜间皮瘤发生在曾暴露于石棉尘中的人。动物实验也证明了这类物质的致癌作用。

④慢性机械性刺激和创伤：如锐齿、龋齿、错牙合、黑痣等，这可能仅仅是促癌因素，它可以导致组织的慢性炎症和非典型增生。在有致癌因素作用的条件下，可诱发组织的癌变。

（3）社会心理因素：

①独特的感情生活史可导致癌症的发生：美国学者劳伦斯.莱什研究了 500 多名癌症患者的生活史，发现 76%的患者具有同一类型的独特生活史。我国学者研究也发现，家庭的不幸事件、工作学习过度紧张、人际关系不协调等这些

独特的生活史大多影响或决定了患者以后的精神状态，并可导致癌症的发生。儿童时期父母早亡、离异、不和睦、长期分离，成年后再遭挫折、丧偶、事业失败、理想破灭、难以宣泄的悲哀和持续紧张压力引致绝望，都是导致癌症的重要社会心理因素。生活中的巨大精神刺激引起的恶劣情绪往往是癌细胞的“激活剂”

②巨大的精神冲击，发生在癌症发病前 1 年左右：据 1902-1957 年 55 年间 75 篇有关肿瘤病因及发病率研究报告发现，影响癌症发病的重大生活事件一般都先于癌症起病前 6～8 个月。另据乳腺癌患者的大量观察也证实了生离死别的忧郁、悲伤和焦虑多出现在发生癌症前 1 年左右。

③个体的性格特征与恶性肿瘤有一定关系：据研究，发现具有 C 型个性特征者患恶性肿瘤者较多。C 型个性特征表现为性格内向、怪僻，时而小心翼翼，时而情绪冲动，多愁善感，要求的目标忽高忽低。

【恶性肿瘤的防治措施】

WHO 认为：目前，1/3 的癌症是可以预防的，1/3 的是可以通过早诊早治而痊愈的，另 1/3 的可以用各种方法减轻痛苦。鉴于恶性肿瘤的晚期疗效较差，故恶性肿瘤的预防措施主要是第一级和第二级预防。

1. 第一级预防

重点是鉴别危险因素和病因，提高机体防癌能力，防止恶性肿瘤发生。

（1）加强防癌健康教育：特别对高危人群，更应提高他们的认识和自我保健能力。通过健康教育，提高人群对恶性肿瘤危险因素的认识和自我保护能力。如注意饮食营养的平衡，不偏食；不反复吃完全相同的饮食，也不长期服用同一种药物；饮食适度，不过饱；不吸烟；适量摄入富含维生素 A、维生素 C、维生素 E 和纤维素的食物；避免过多饮酒；少吃过咸过热的食物；少吃烧焦的食物；不吃发霉的食物；避免过度日晒；避免过度劳累；保持个人的清洁卫生。

（2）讲究卫生：注意改变不良的生活方式，如避免高脂肪、低维生素及低纤维素膳食；防止粮食霉变；防止烟熏、过度油炸等不良烹调方法；改变过硬、过热、过烫的饮食习惯以减少消化道癌症发生的条件；戒除或节制烟酒以防止有关癌症的高发；注意口腔卫生保健对防止口腔癌症有益；注意性器官卫生对防止生殖器官癌症有重要作用。

（3）合理使用医药用品：切忌滥用药物及放射线，尤其是妊娠期妇女的诊断性照射，以防止白血病、骨肉瘤、皮肤癌等癌症的发生。

（4）消除职业致癌因素：尤其应对已经明确可以引起肿瘤的物质进行检测、控制与消除。这是预防职业性肿瘤的重要措施。

（5）加强劳动保护、环境保护和食品卫生等立法：如加强各项卫生管理和卫生监督，保护劳动及生活环境，减少或消除环境中的致癌因素。

（6）膳食预防：

①防癌食物的选择是饮食防癌的基础。以下食物具有防癌作用：大蒜叶、蒜瓣、韭黄、卷心菜、牛蒡、花茎甘蓝、茭白、菠菜、西红柿、橘子、香菜、香椿、蘑菇、芹菜、莴苣、绿苋、白萝卜、胡萝卜、青椒、洋葱、生姜、山楂、刺梨、沙棘、猕猴桃、大豆制品、酸奶、绿豆、核桃、莲子、海带、紫菜、绿茶、花茶等。这些食物具有对抗亚硝胺的前身或只有对抗黄曲霉毒素、苯并（a）芘致突变作用。

②饮水水质的改善：外环境中水污染是致癌重要因素，防止水污染，改善水质量在防癌作用方面巨大。

③合理的膳食结构：许多国家报告，膳食结构改变对癌的发生起着重要作用。日本40年来由于饮食西化，使结肠癌、乳腺癌、胰腺癌、前列腺癌发病率明显上升，胃癌发病率下降。上海居民30年来摄取脂肪占总热量的比例由21%提高到28%，恶性肿瘤死因从第七位上升到第一位。

④食物合理加工烹调：蛋白质丰富的食物以清蒸或白烧为佳，尽量少用酱油等调味剂，

盐要限制每人每日 10 克。有实验证明，鱼肉随着煎烤时间加长，提取物中突变性增加。

⑤建立良好的饮食习惯和制度。

2.第二级预防

提倡“三早”，早发现、早诊断、早治疗。对有肿瘤家族史及其他恶性肿瘤的高危人群和“癌前病变”进行不懈的治疗直至“痊愈”。曾患结核、乙肝、糖尿病，常感冒，存在久治不愈的炎症溃疡，不明原因的发热、厌食、消瘦、出血、失眠疲乏等都是恶性肿瘤的高危人群。

（1）无症状人群的监测：

①乳腺癌的监测：对 30 岁以上妇女应推行乳房自我检查，40 岁以上妇女应每年做一次临床检查，50 岁以上妇女每年应进行临床及必要时 X 线摄影筛查。应注意 30 岁以后初孕、12 岁以前月经初潮、50 岁以后绝经、肥胖症、高脂膳食者、有卵巢患病史及患子宫内膜炎等高危人群。

②宫颈癌的监测：一切有性生活的妇女均有发生宫颈癌的危险，妇女从有性生活开始起应 2～3 年进行一次宫颈脱落细胞涂片检查。

③结肠、直肠癌的监测：40 岁以上人群应每年进行一次肛门指检（仅限 7～8cm 深度），50 岁以上的人群，特别是有家族肿瘤史、家庭息肉史、息肉溃疡史及结肠直肠癌病史者，应每年进行一次大便隐血试验（注意药物、食物所致假阳性及腺瘤、肠癌以外的消化道出血的干扰）；每隔 3～5 年做一次直肠镜检查。

④肺癌的监测：对无症状人群不必进行常规肺癌胸部放射线检查和痰脱落细胞检查。

（2）有症状人群的监测：由于人体所患的恶性肿瘤有 75%以上发生在身体易于查出和易于发现的部位，为便于及早发现肿瘤，应注意常见肿瘤的十大症状：

①身体任何部位如乳腺、颈部或腹部的肿块，尤其是逐渐增大的；

②身体任何部位如舌、颊、皮肤等处没有外伤而发生溃疡，特别是经久不愈的；

③不正常的出血或分泌物，如中年以上妇女出现不规则阴道流血或分泌物增多；

④进食时胸骨后闷胀、灼痛、异物感或进行性加重的吞咽不顺；

⑤久治不愈的干咳、声音嘶哑或痰中带血；

⑥长期消化不良，进行性食欲减退、消瘦，又未找出明确原因的；

⑦大便习惯改变或有便血；

⑧鼻塞、鼻衄、单侧头痛或伴有复视时；

⑨赘生物或黑痣的突然增大或有破溃、出血，或原来有的毛发脱落的；

⑩无痛性血尿。

（3）各种癌症信号：

①肺癌：如果身体出现下列情况，应怀疑可能患有肺癌：

a. 持续性的干咳为最早期的症状，用药治疗无效；

b. 咳出的痰液为白色泡沫状，中晚期时痰中带血；

c. 不规则胸痛，一般为钝痛或隐痛，压迫或咳嗽时加重；

d. 晚期时经常感到胸闷和气急；

e. 不明原因的发热；

f. 不明原因的日渐消瘦。

②胃癌：如果身体出现下列情况，应怀疑可能患有胃癌：

a. 在上腹部隐痛或钝痛，多为早期的症状；

b. 恶心、呕吐，呕吐物中带血；

c. 人容易疲倦；

d. 食欲下降，饭量明显减少；

e. 左上腹痛，饭后加剧；

f. 原先胃痛的规律改变，如饭前痛变成饭前饭后都痛；

g. 呕血：

h. 吞咽困难；

i. 不明原因的贫血；

j. 反复出现黑色粪便、不明原因的发热、不明原因的日渐消瘦。

③肝癌：如果身体出现以下情况，应怀疑可能患有肝癌：

a. 右上腹持续性胀痛或钝痛：

b. 腹胀、右上腹明显隆起；

c. 肝区压痛、食欲减退；

d. 皮肤或眼睛巩膜出现黄疸；

e. 人容易疲劳；

f. 不明原因的发热；

g. 不明原因的消瘦。

④乳腺癌：如果身体出现以下情况，应怀疑可能患有乳腺癌：

a. 乳房摸到大小不一的肿块，多为早期的症状；

b. 乳房皮肤局部反复出现橘子皮样病变；

c. 乳头溢液，中晚期溢液中带血；

d. 乳房固定性的持续性疼痛，多为胀痛；

e. 单侧腋下淋巴结肿大，一般无压痛；

f. 不明原因的发热；

g. 不明原因的消瘦。

35 岁以上妇女要做好乳房自查。乳房自查时间一般在月经干净后第 5～11 天内进行。绝经期妇女可在每月初进行，一般要求每月自查一次。检查方法为：身体直立，两手的指腹和掌面同时从同侧的乳房上，自内向外，自下往上，自外向里，由浅入深地抚摸乳房。如果发现内有肿块等异常症状，请尽早到医院接受检查。

⑤大肠癌：如果身体出现以下情况，应怀疑可能患有大肠癌：

a. 大便习惯改变，每天大便次数明显增加或减少；

b. 便秘，经常便中带血；

c. 大便的形状改变，变细、变稀、不能成型；

d. 固定性的腹部某一处疼痛，多为隐痛或胀痛；

e. 不明原因的发热；

f. 不明原因的消瘦。

3. 第三级预防

对中晚期恶性肿瘤患者，加强综合治疗，提高生活质量，提高五年生存率。确诊的中晚期恶性肿瘤，有大出血及器官压迫影响器官功能者，应及时手术清除病灶。虽然清除病灶可带来短暂的症状改善，但仍不可忽视整体功能的改善。患者的营养、饮食、睡眠、体重、生命质量的及时评价非常重要。

第三章　健康管理

党的十九大做出了实施健康中国战略的重大决策部署，逐步实现基本公共卫生服务均等化是应对我国人口众多、卫生资源相对匮乏、提高医疗卫生资源利用效率、落实健康中国战略的重要举措，国家基本公共卫生服务项目是促进基本公共卫生服务均等化的重要内容，是我国政府针对当前城乡居民存在的主要健康问题，以老年人、慢性病患者、儿童、孕产妇等人群为重点，面向全体居民免费提供最基本的公共卫生服务，能促进以治病为中心向以健康为中心转变。本章立足基层实践，围绕国家 12 项基本公共卫生服务项目，通过实际案例和问题剖析，帮助医学生加强对各个服务项目的内容、流程及服务要求的理解和掌握。

第一节　居民健康管理

一、居民健康档案管理

居民健康档案是医疗卫生机构为居民提供医疗卫生服务过程中的规范记录；是以居民个人健康为核心、贯穿整个生命过程、涵盖各种健康相关因素，满足居民自我保健和健康管理、健康决策需要的系统化信息资源；将人一生中面临的健康和疾病问题、针对性的卫生服务活动（或干预措施）及所记录的相关信息有机地关联起来，使之系统化、条理化和结构化。

【服务对象】

辖区内常住居民（指居住半年以上的户籍及非户籍居民），以 0~6 岁儿童、孕产妇、老年人、慢性病患者、严重精神障碍患者和肺结核患者等人群为重点。

【服务内容】

1. 家庭健康档案的内容

家庭健康档案内容包括家庭基本信息、家庭成员信息和家庭主要问题。

（1）家庭基本信息：包括基本信息、生活环境、经济状况和其他信息。

（2）家庭成员信息：包括与户主关系、姓名、性别、出生日期、文化程度、职业、婚姻和个人状态等。

（3）家庭主要问题：包括发生日期、主要问题和处理结果。

2.居民健康档案的内容

居民健康档案内容包括个人基本信息、健康体检、重点人群健康管理记录和其他医疗卫生服务记录。

（1）个人基本信息：包括姓名、性别等基础信息和既往史、家族史等基本健康信息。

（2）健康体检：包括一般健康检查、生活方式、健康状况及其疾病用药情况、健康评价等。

（3）重点人群健康管理记录：包括国家基本公共卫生服务项目要求的0~6岁儿童、孕产妇、老年人、慢性病、严重精神障碍和肺结核患者等各类重点人群的健康管理记录。

（4）其他医疗卫生服务记录：包括上述记录之外的其他接诊、转诊、会诊记录等。

3.居民健康档案的建立

（1）辖区居民到乡镇卫生院、村卫生室、社区卫生服务中心（站）接受服务时，由医务人员负责为其建立居民健康档案，并根据其主要健康问题和服务提供情况填写相应记录，同时为服务对象填写并发放居民健康档案信息卡。建立电子健康档案的地区，逐步为服务对象制作发放居民健康卡，替代居民健康档案信息卡，作为电子健康档案进行身份识别和调阅更新的凭证。

（2）通过入户服务（调查）、疾病筛查、健康体检等多种方式，由乡镇卫生院、村卫生室、社区卫生服务中心（站）组织医务人员为居民建立健康档案，并根据其主要健康问题和服务提供情况填写相应记录。

(3)已建立居民电子健康档案信息系统的地区应由乡镇卫生院、村卫生室、社区卫生服务中心（站）通过上述方式为个人建立居民电子健康档案。并按照标准规范上传区域人口健康卫生信息平台,实现电子健康档案数据的规范上报。

(4)将医疗卫生服务过程中填写的健康档案相关记录表单，装入居民健康档案袋统一存放。居民电子健康档案的数据存放在电子健康档案数据中心。

4.居民健康档案的使用

(1)已建档居民到乡镇卫生院、村卫生室、社区卫生服务中心（站）复诊时，在调取其健康档案后，由接诊医师根据复诊情况，及时更新、补充相应记录内容。

(2)入户开展医疗卫生服务时，应事先查阅服务对象的健康档案并携带相应表单，在服务过程中记录、补充相应内容。已建立电子健康档案信息系统的机构应同时更新电子健康档案。

(3)对于需要转诊、会诊的服务对象，由接诊医师填写转诊、会诊记录。

(4)所有的服务记录由责任医务人员或档案管理人员统一汇总、及时归档。

5.居民健康档案的终止和保存

(1)居民健康档案的终止缘由包括死亡、迁出、失访等，均需记录日期。对于迁出辖区的还要记录迁往地点的基本情况、档案交接记录等。

(2)纸质健康档案应逐步过渡到电子健康档案。纸质和电子健康档案由健康档案管理单位（即居民死亡或失访前管理其健康档案的单位）参照现有规定中病历的保存年限、方式负责保存。

【服务要求】

(1)乡镇卫生院、村卫生室、社区卫生服务中心（站）负责首次建立居民健康档案、更新信息、保存档案；其他医疗卫生机构负责将相关医疗卫生服务信息及时汇总、更新至健康档案；各级卫生计生行政部门负责健康档案的监督与管理。

(2) 健康档案的建立要遵循自愿与引导相结合的原则，在使用过程中要注意保护服务对象的个人隐私。已建立电子健康档案的地区，要注意保护信息系统的数据安全。

(3) 乡镇卫生院、村卫生室、社区卫生服务中心（站）应通过多种信息采集方式建立居民健康档案，及时更新健康档案信息。已建立电子健康档案的地区应保证居民接受医疗卫生服务的信息能汇总到电子健康档案中，保持资料的连续性。

(4) 统一为居民健康档案进行编码，采用17位编码制，以国家统一的行政区划编码为基础，以村（居）委会为单位，编制居民健康档案唯一编码。同时将建档居民的身份证号作为身份识别码，为在信息平台上实现资源共享奠定基础。

(5)按照国家有关专项服务规范要求记录相关内容，记录内容应齐全完整、真实准确、书写规范、基础内容无缺失。各类检查报告单据和转、会诊的相关记录应粘贴留存归档，如果服务对象需要可提供副本。已建立电子版化验和检查报告单据的机构，化验及检查的报告单据交居民留存。

(6) 健康档案管理要具有必需的档案保管设施设备，按照防盗、防晒、防高温、防火、防潮、防尘、防鼠和防虫等要求妥善保管健康档案，指定专（兼）职人员负责健康档案管理工作，保证健康档案完整、安全。电子健康档案应有专（兼）职人员维护。

(7) 积极应用中医药方法为居民提供健康服务，记录相关信息纳入健康档案管理。

(8) 电子健康档案在建立完善、信息系统开发、信息传输全过程中应遵循国家统一的相关数据标准与规范。电子健康档案信息系统应与城乡居民基本医疗保险等医疗保障系统相衔接，逐步实现健康管理数据与医疗信息及各医疗卫生机构间数据互联互通，实现居民跨机构、跨地域就医行为的信息共享。

(9)对于同一个居民患有多种疾病的，其随访服务记录表可以通过电子健康档案实现信息整合，避免重复询问和录入。

二、健康教育和健康促进

针对社区女性人群开展乳腺癌预防健康教育活动。活动目的在于提高社区女性对乳腺癌的了解和重视程度；向女性人群宣传乳腺癌防治的重要性，预防乳腺癌的发生；引导女性人群对自身健康状况的重视，打破羞怯心理。同时也呼吁广大女性人群在日常生活中注意健康的生活方式，增强防病能力。活动内容涵盖问卷调查、公告栏宣传和授课三种形式，健康不仅是没有疾病或衰弱，而且是保持躯体、精神和社会各方面的完美状态。亚健康是指人的机体虽然无明显疾病，但呈现疲劳、活力减退、适应力减退等生理改变，亚健康人群占人口总数的70%。为了提高社会人群的健康水平，世界卫生组织明确提出，21世纪的医学和卫生工作重点应该是“以人为中心，以健康为中心，而不是以疾病为中心”。通过健康教育帮助人们建立健康行为和生活方式，改变不良的生活和社会环境，降低生物学因素对健康的影响，为广大群众提供良好的健康服务。

健康教育是通过有计划、有组织、系统的教育活动，促使人们自愿采取有利于健康的行为和生活方式，是一门影响个体和群体行为，消除危险因素，预防疾病，促进健康的学科。健康促进包括健康教育及能促进行为与环境，有益于健康改变的相关政策、法规、组织的综合。健康促进的核心是社会动员，采取一系列综合策略，寻求社会的全面支持以达到良好的健康教育效果。本部分阐述健康与亚健康的概念、标准及影响因素，健康教育、健康促进、护理健康促进与健康教育的概念、目的、任务及评价指标。

【健康】

21世纪是一个大健康时代，人类将追求生理、心理（精神）及社会的全人健康。富裕起来的中国百姓，生活水平迅速提升，越来越懂得健康是人生最宝贵的财富，意识到社会的竞争，归根到底是健康的竞争。

1. 健康的概念

1948 年，世界卫生组织在其章程中明确提出：“健康不仅是没有疾病或衰弱，而且是保持躯体、精神和社会各方面的完美状态。”1978 年，国际初级保健大会上发表的《阿拉木图宣言》进一步提出：“健康是基本人群，达到尽可能的健康水平，是世界范围内的一项最重要的社会性目标。”1994 年 6 月，世界卫生组织西太区执委会提出以“健康新地平线”战略来迎接 21 世纪，其中明确提出，未来医学和卫生工作的重点应该是“以人为中心，以健康为中心，而不是以疾病为中心”人类对健康的研究和认识仍在继续。近年来，专家学者主张把“道德健康”列入健康范畴，即从道德观念出发，每个人不仅对个人健康负有责任，同时也应对社会健康承担义务，如减少吸烟、保护环境、协助社会克服危害健康的行为和因素等。

2. 健康的标准

根据世界卫生组织对健康的定义，人的健康标准概括为 3 条：躯体健康、心理健康和社会适应性良好。

（1）躯体健康：指人在生物学方面的健康，即机体完整和功能完善，同时，还要能够对健康障碍及时采取合理的预防、治疗和康复措施，了解相关的知识。

（2）心理健康：指人的内心世界丰富充实，处世态度和谐安宁。它包含两层含义：一是自我人格完整，即心理平衡，有较好的自控能力；二是有正确的人生目标，即不断追求和进取，对未来充满信心。

（3）社会适应性良好：指一个人的外显行为和内在行为都能适应复杂的社会环境变化，能为他人所理解，为社会所接受，与他人保持正常的人际关系。符合以上人类健康三个标准的状态，是理想的健康状态。其中，躯体健康是基础，心理健康是错觉躯体健康的必要条件，良好的社会适应性则可以调整和平衡人与自然、社会环境之间的关系，进一步促进人的躯体和心理健康。为了具体衡量一个人的健康水平，20 世纪 70 年代世界卫生组织制定了人体健康的 10 条标准：

①精力充沛，能从容地应对日常生活和繁重的工作，而且不感到过分紧张疲劳。②处事乐观，态度积极，乐于承担责任，事无大小，不挑剔。③善于休息，睡眠好。④应变能力强，能适应外界环境的各种变化。⑤能够抵抗一般性感冒和传染病。⑥体重适当，身体匀称，站立时头、肩、臂位置协调。⑦眼睛明亮，反应敏捷，眼睑不易发炎。⑧牙齿清洁，无疼痛，牙龈颜色正常，无出血现象。⑨头发有光泽，无头屑。⑩肌肉丰满，皮肤有弹性。以上 10 条标准，具体阐述了健康的定义，体现了健康所包含的体格方面、心理方面和社会方面的三个方面。围绕健康的新概念，世界卫生组织在 1999 年又提出了身心健康的 8 项新标准，即“五快”和“三良好”

“五快”具体指机体健康，即吃得快、拉得快、走得快、说得快、睡得快。①吃得快：说明消化功能好，食欲好，不挑食，不厌食，不偏食，不狼吞虎咽。②拉得快：说明吸收功能好，一旦有便意，能很快排泄，感觉轻松。③走得快：说明运动功能及神经协调功能良好，步履轻盈，行走自如。④说得快：说明思维敏捷，反应迅速，口齿伶俐。⑤睡得快：说明神经系统兴奋一抑制过程协调好，上床很快入睡，醒后精神饱满，头脑清醒。

“三良好”具体指精神健康，即良好的个性人格、良好的处事能力、良好的人际关系。①良好的个性人格：说明情绪稳定，性格温和，意志坚强，感情丰富，胸怀坦荡，豁达乐观。②良好的处事能力：说明观察问题敏锐，具有良好自控能力，能适应复杂的社会环境。③良好的人际关系：说明乐于助人，与人为善，对人际关系充满热情。

3. 亚健康的概念

亚健康是指人的机体虽无明显疾病，但呈现“一多三少”的表现，即疲劳多，活力减退，反应能力减退，适应力减退的一种生理状态。亚健康虽没有疾病，但自身会有种种不适症状，是介于健康与疾病之间的一种生理功能低下状态。亚健康内涵丰富，外延广泛，即健康概念的范围有多大，亚健康的涵盖范围就有多大；疾病和病症谱涉及领域有多宽，亚健康谱的涉及范围就有多宽。

4. 亚健康的标准

根据世界卫生组织四位一体的健康新概念，亚健康标准可以概括为以下 4 个方面。①躯体亚健康：主要表现为不明原因或排除疾病原因的体力疲劳、虚弱、周身不适、性功能下降和月经周期紊乱等。②心理亚健康：主要表现为不明原因的脑力疲劳、情感障碍、思维紊乱、恐慌、焦虑、自卑及神经质、冷漠、孤独、轻率，甚至产生自杀念头等。③社会适应性亚健康：突出表现为对工作、生活、学习等环境难以适应，对人际关系难以协调，即角色错位和不适应是社会适应性亚健康的集中表现。④道德方面亚健康：主要表现为世界观、人生观和价值观上存在着明显损人害己的偏差。

世界卫生组织的一项调查表明：全球符合健康标准者约为 6%，患有疾病者约占 20%，处在亚健康状态者约占 75%。因此，世界卫生组织指出，21 世纪的医学不应该继续以疾病为主要研究领域，而应该把人类的健康作为医学的主要研究方向。

5. 影响健康的因素

人类健康受到多种健康因素的影响，归纳起来主要有以下 3 类。

（1）行为和生活方式因素：是指因自身不良行为和生活方式，直接或间接给健康带来的不利影响，如糖尿病、高血压、冠心病、结肠癌、前列腺癌、乳腺癌、肥胖症、性传播疾病、精神性疾病、自杀等均与行为和生活方式有关。①行为因素：行为是影响健康的重要因素，几乎所有影响健康的因素都与行为有关。例如，吸烟与肺癌、慢性阻塞性肺疾病、缺血性心脏病及其他心血管疾病密切相关，酗酒、吸毒、婚外性行为等不良行为也严重危害人类健康。②生活方式：是一种特定的行为模式，这种行为模式受个体特征和社会关系所制约，它是在一定的社会经济条件和环境等多种因素相互作用下形成的，如由于生活方式和不良行为导致的慢性非传染性疾病，以及性病、艾滋病的迅速增加。有研究证明，良好的生活方式可减少55%高血压的发病率，减少75%已有高血压的患者脑卒中发生率，减少50%糖尿病的发病率，减少30%的癌症发生，减少50%以上的传染病。

（2）环境因素：环境有内部环境和外部环境之分，前者指机体的生理（内部）环境，后者指自然环境和社会环境。内部环境与外部环境相互影响，相互作用，推动着人的心理和生理的发展。①自然环境：包括阳光、空气、水、气候、地理等，是人类赖以生存和发展的物质基础，是人类健康的根本。保持自然环境与人类的和谐，对维护、促进健康有着十分重要的意义。众所周知，有益于健康的居住环境与有效的医疗服务一样能促进健康。②社会环境：又称为文化一社会环境，包括社会制度、法律、经济、文化、教育、人口、民族、职业等。社会制度确定了与健康相关的政策和资源保障，法律法规确定了对人民健康权利的维护，经济决定着与健康密切相关的衣食住行，文化决定着人的健康观及与健康相关的风俗、道德、习惯。

社会环境还包括人际关系、社会状态等。

（3）生物学因素：①遗传。已知人类遗传性缺陷和遗传性疾病有近3000种（约占人类各种疾病的1/5）。据调查，目前全国出生婴儿缺陷总发生率为12.9%，其中，严重智力低下者每年有200万人。遗传还与高血压、糖尿病、肿瘤等疾病的发生有关。②病原微生物。从古代到20世纪中期，人类死亡的主要原因是病原微生物引起的感染性疾病。随着医学模式的改变，行为与生活方式因素取代了生物学因素成为人类死亡的主要原因。③个人的生物学特征。包括年龄、性别、形态和健康状况等。例如，不同的人处在同样的危险因素下，对健康的危害性大不相同。④健康服务因素。健康服务又称为卫生保健服务。1977年，世界卫生组织提出“人人享有卫生保健”的战略目标，得到了国际社会的认可。我国卫生体制改革提出的社区卫生服务就是体现以群众为基础，以健康为中心，实现公平、平等和人人享有卫生保健宏伟目标的重要措施。《渥太华章程》指出：健康的基本条件和资源是和平、住房、教育、食品、经济收入、稳定的生态环境、可持续的资源、社会的公平与平等。这些健康的决定因素必须具有坚实的基础。

上述 3 个方面的影响因素相互依存，其中行为、生活方式对健康起着主要影响研究方向。

5. 影响健康的因素

人类健康受到多种健康因素的影响，归纳起来主要有以下 3 类。

（1）行为和生活方式因素：是指因自身不良行为和生活方式，直接或间接给健康带来的不利影响，如糖尿病、高血压、冠心病、结肠癌、前列腺癌、乳腺癌、肥胖症、性传播疾病、精神性疾病、自杀等均与行为和生活方式有关。①行为因素：行为是影响健康的重要因素，几乎所有影响健康的因素都与行为有关。例如，吸烟与肺癌、慢性阻塞性肺疾病、缺血性心脏病及其他心血管疾病密切相关，酗酒、吸毒、婚外性行为等不良行为也严重危害人类健康。②生活方式：是一种特定的行为模式，这种行为模式受个体特征和社会关系所制约，它是在一定的社会经济条件和环境等多种因素相互作用下形成的，如由于生活方式和不良行为导致的慢性非传染性疾病，以及性病、艾滋病的迅速增加。有研究证明，良好的生活方式可减少 55%高血压的发病率，减少 75%已有高血压的患者脑卒中发生率，减少 50%糖尿病的发病率，减少 30%的癌症发生，减少 50%以上的传染病。

（2）环境因素：环境有内部环境和外部环境之分，前者指机体的生理（内部）环境，后者指自然环境和社会环境。内部环境与外部环境相互影响，相互作用，推动着人的心理和生理的发展。①自然环境：包括阳光、空气、水、气候、地理等，是人类赖以生存和发展的物质基础，是人类健康的根本。保持自然环境与人类的和谐，对维护、促进健康有着十分重要的意义。众所周知，有益于健康的居住环境与有效的医疗服务一样能促进健康。②社会环境：又称为文化一社会环境，包括社会制度、法律、经济、文化、教育、人口、民族、职业等。社会制度确定了与健康相关的政策和资源保障，法律法规确定了对人民健康权利的维护，经济决定着与健康密切相关的衣食住行，文化决定着人的健康观及与健康相关的风俗、道德、习惯。社会环境还包括人际关系、社会状态等。

（3）生物学因素：①遗传。已知人类遗传性缺陷和遗传性疾病有近 3000 种（约占人类各种疾病的 1/5）。据调查，目前全国出生婴儿缺陷总发生率为 12.9%，其中，严重智力低下者每年有 200 万人。遗传还与高血压、糖尿病、肿瘤等疾病的发生有关。②病原微生物。从古代到 20 世纪中期，人类死亡的主要原因是病原微生物引起的感染性疾病。随着医学模式的改变，行为与生活方式因素取代了生物学因素成为人类死亡的主要原因。③个人的生物学特征。包括年龄、性别、形态和健康状况等。例如，不同的人处在同样的危险因素下，对健康的危害性大不相同。④健康服务因素。健康服务又称为卫生保健服务。1977 年，世界卫生组织提出“人人享有卫生保健”的战略目标，得到了国际社会的认可。我国卫生体制改革提出的

社区卫生服务就是体现以群众为基础，以健康为中心，实现公平、平等和人人享有卫生保健宏伟目标的重要措施。《渥太华章程》指出：健康的基本条件和资源是和平、住房、教育、食品、经济收入、稳定的生态环境、可持续的资源、社会的公平与平等。这些健康的决定因素必须具有坚实的基础。上述 3 个方面的影响因素相互依存，其中行为、生活方式对健康起着主要影响作用，其次是环境因素；生物学因素虽占较小的地位，但其导致的通常是不可逆转

的终身伤残。世界卫生组织通过长期研究还发现，影响健康与亚健康的因素，是人体外因和内因交互作用而形成的，内因（即遗传因素）占 15%，外因

占85%，其中社会条件占10%，医疗条件占8%，环境条件占7%，生活方式占60%。

【健康教育】

健康教育是通过信息传播和行为干预，帮助个人和群体掌握卫生保健知识，树立健康观念，自愿采纳有利于健康的行为和生活方式的教育活动与过程。健康教育是卫生保健的首要内容，是一项有效的治疗因素和高效益的医疗保健措施，也是最根本的医疗预防保健措施。有关它的概念、特征、研究领域等诸多问题正处于不断探讨、发展完善之中。

1. 健康教育的概念

1969 年世界卫生组织文件指出："健康教育工作的着眼点在于诱导并鼓励人们形成并保持有益于健康的生活方式，合理而明智地利用已有的保健设施，自觉地实行改善个人和集体健康状况或环境的活动。"1988 年，第 13 届世界健康大会提出："健康教育是一门研究传播保健知识和技术，影响个体和群体行为，消除危险因素，预防疾病，促进健康的科学。"1991 年，第 14 届世界健康大会进一步提出："健康教育及其相关的理论是一种崭新的科学文化，它的着眼点是如何促使人们建立和形成有益于健康的行为和生活方式，以消除危险因素，更好地促进和保护人民群众的健康."

关于健康教育的定义，有多种描述，目前较为概括的表述是：健康教育是通过有计划、有组织、有系统的社会和教育活动，促使人们自愿采用有利于健康的行为和生活方式，消除或减轻危险因素，降低发病率、伤残率、死亡率，促进健康，提高生活质量，并对健康教育效果作出评价。因此，健康教育是一种有计划、有目的、有评价的教育活动。

2. 健康教育的目的

健康教育的根本目的是通过教育手段，向社会、家庭和个人传授卫生保健知识，使他们提高自我保健能力，养成良好的健康行为，纠正不良习惯，消除危险因素，防止疾病发生，促进人类健康和提高生活质量。

【健康促进】

健康促进是指以健康教育、组织、立法、政策和经济等综合手段对有害健康的行为和生活方式进行干预，创造良好的社会和生态环境，以促进人类的健康。尽管人们已经认识到健康教育的重要性，但是未必能达到预期的效果，只有把健康教育同强有力的政府承诺和支持相结合，才能收到显著的效果。

1. 健康促进的概念

1986 年，世界卫生组织在渥太华召开的第一届全球健康促进大会上发表的《渥太华宪章》中指出：“健康促进是指促使人们提高维护和改善他们自身健康的过程。”

1995 年，世界卫生组织西太区发表的《健康新地平线》中指出：健康促进是指个人与家庭、社区和国家一起采取措施，鼓励健康行为，增强人们改进和处理自身健康问题的能力。

美国健康教育学家格林教授将健康促进定义为：“健康促进包括健康教育及能促使行为与环境有益于健康改变的相关政策、法规、组织的综合。”此定义表明：健康教育在健康促进中起主导作用，因为健康教育不仅在促进个体行为改变中起着重要作用，而且对于领导者拓展健康教育的政治意愿、促进公众的积极参与、寻求社会的全面支持等方面，都起着极其重要的作用。也就是说，没有健康教育就没有健康促进。我国的健康教育发展经历了卫生宣传、健康教育、健康促进三个阶段。三者的关系是后者包容前者，后者是前者的发展。其不同点在于：卫生宣传=知识普及+宣传鼓动，健康教育=知识提供+行为建立，健康促进=健康教育+社会支持。

2. 健康促进的基本特征

①健康促进是在组织、政治、经济、法律上提供支持环境，对行为改变的作用比较持久，并且带有约束性。②健康促进涉及整个人群和人们社会生活的各个方面，不仅局限于某一部分人群，还针对某一疾病的危险因素。③在疾病

的三级预防中，健康促进强调一级预防甚至更高阶段，即避免暴露于各种行为、心理、社会环境的危险因素之中。④人群的健康知识和观念是主动参与的关键。通过健康教育激发领导者、社区和个人参与的愿望，营造健康促进的氛围。因此，健康教育是健康促进的基础，健康促进如果不以健康教育为先导，则如无源之水，无本之木。⑤健康促进将客观支持和主观参与融为一体，因而不仅包括了健康教育的行为干预内容，还强调了行为改变所需的组织、政策、经济、法律支持等各项策略。这就表明健康工程不仅是卫生部门的事业，还是社会参与和多部门合作的社会系统工程。

3. 健康促进的核心

健康促进的核心是社会动员，它不仅把健康目标转化为社会目标与健康促进目标的一致性目标，同时采取一系列综合的、高效地动员社会、政治和群众方面力量的策略。它动员的层次包括：①领导层的动员。②社区、家庭、个人参与的动员。③非政府组织的动员。④专业人员参与的动员。

【健康教育的场所】

健康教育作为保护和促进人类健康的重要手段，其服务范围与功能已不仅仅局限于医院和减轻患者的病痛，学校、工厂、社区、家庭，凡是有人群的地方，都需要护理工作者为其提供健康教育服务。目前，我国进行健康教育的场所主要有以下几种。

1. 医院

医院是目前健康教育的主要场所，其对象主要包括患者、家属及医护人员自身。开展医院健康教育，既是医院工作的需要，同时又可培养健康教育人才，与其他医疗领域共同开展健康教育工作。

2. 社区

社区是社会的单元，开展社区健康教育是提高社会人群生活与健康质量的重要措施，特别是对预防疾病的发生和发展，健康行为的建立具有重要意义。

3. 家庭

家庭是社会的细胞，家庭成员之间具有与其他社会人群之间无法比拟的凝聚力和亲和力，彼此之间更加重视生活和健康质量。开展家庭健康教育可有效改变家庭成员的健康观念和健康行为，增加社会的稳定性。

4. 学校

学校健康教育是通过学校、家长及医护人员的共同努力，给学生提供完整的、积极的健康知识，包括设置正式的和非正式的健康教育课程，创造健康安全的学习环境，提供合适的健康服务，促进学生的身心健康。

5. 工厂或企业

工厂或企业是产业工人劳动的场所，可能造成一定的环境污染。通过健康教育，转变产业工人的健康观念和增强劳动保护意识，对于提高劳动生产率、保护环境具有重要意义。

除以上场所之外，一些公共场所，如商场、集市、影剧院，以及机关、公司等，都适合广泛开展健康教育活动。医护人员可以因地制宜，扩大健康教育范围，提高全民的健康水平。

【健康教育的目的和任务】

1. 健康教育的目的

①增进人们的健康，使个人和群体为实现健康目标而努力。②提高或维护人群的健康水平。③预防非正常死亡、疾病和残疾的发生。④改善人际关系，增强人们的自我保健能力。

2. 健康教育的任务

①主动争取和有效促进领导及决策层转变观念，从政策上对健康诉求和有利于健康活动给予支持，并制订各项健康教育制度。②促进个人、家庭、社区对预防疾病、促进健康、维持健康、提高生活质量的责任感，为患者、家属和社会人群提供健康相关信息，使其提高个人自控能力，改变不良生活方式和行

为习惯，在面临个人或群体健康相关问题时，能明智、有效地做出正确决策。③创造有益健康的外部环境，以广泛的联盟和支持系统为基础，与有关部门及其他医护人员协作，共同努力，逐步创造良好的生活环境和工作环境。④积极推动卫生行政部门观念与职能的转变，使其逐步向提供健康服务的方向发展。⑤深入开展健康教育，引导患者、家属和社会人群破除迷信，摒弃陋习，养成良好的卫生习惯；提倡文明、健康、科学的生活方式，培养健康的心理素质，提高全民的健康素养和科学文化水平。

三、传染病及突发公共卫生事件管理

【传染病与突发公共卫生事件概述】

1. 传染病

传染病（infectious diseases）是由各种病原体引起的能在人与人、动物与动物或人与动物之间相互传播的一类疾病。病原体中大部分是微生物，小部分为寄生虫，寄生虫引起的疾病称寄生虫病。传染病的特点是有病原体，具备传染性和流行性，感染后常有免疫性。有些传染病还有季节性或地方性。传染病的分类尚未统一，可以按病原体分类，也可以按传播途径分类。传染病的预防采取以切断主要传播环节为主导的综合措施。传染病的传播和流行必须具备3个环节，即传染源（能排出病原体的人或动物）、传播途径（病原体传染他人的途径）及易感人群（对该种传染病无免疫力者）。若能完全切断其中的一个环节，即可防止该种传染病的发生和流行。各种传染病的薄弱环节各不相同，在预防中应充分利用，除主导环节外对其他环节也应采取措施，只有这样才能更好地预防各种传染病。

1989年2月21日，第七届全国人民代表大会常务委员会第六次会议通过我国第一部《中华人民共和国传染病防治法》（以下简称《传染病防治法》），自1989年9月1日起施行，这是一部为了预防、控制和消除传染病的发生与流行，保障人体健康和公共卫生制定的法律，明确了甲、乙、丙三类共35种法定传染病。2004 年修订后的《传染病防治法》自 2004 年 12 月 1 日起施行。规定管理的乙类传染病增加了严重急性呼吸综合征（传染性非典型肺炎）和人感染高致病性禽流感，并对乙类和丙类部分传染病进行了调整。2020 年 1 月 20 日，中华人民共和国国家卫生健康委员会发布公告，根据《传染病防治法》的相关规定，基于目前对新型冠状病毒肺炎的病原、流行病学、临床特征等特点的认识，报国务院批准同意，国家卫生健康委员会决定将新型冠状病毒肺炎纳入法定传染病乙类管理，采取甲类传染病的预防

防、控制措施。截至 2020 年底，法定传染病共 40 种，其中甲类传染病 2 种，乙类传染病 种，丙类传染病 11 种。甲类传染病：也称为强制管理传染病，包括鼠疫、霍乱，共 2 种。对此类传染病发生后报告疫情的时限，对患者、病原携带者的隔离、治疗方式以及对疫点、疫区的处理等，均强制执行。乙类传染病：也称为严格管理传染病，共 27 种，包括新型冠状病毒肺炎、严重急性呼吸综合征（传染性非典型肺炎）、艾滋病、病毒性肝炎、脊髓灰质炎、人感染高致病性禽流感、麻疹、流行性出血热、狂犬病、流行性乙型脑炎、登革热、炭疽、细菌性痢疾和阿米巴痢疾、肺结核、伤寒和副伤寒、流行性脑脊髓膜炎、百日咳、白喉、新生儿破伤风、猩红热、布鲁菌病、淋病、梅毒、钩端螺旋体病、血吸虫病、疟疾、人感染 H7N9 禽流感。对此类传染病要严格按照有关规定和防治方案进行预防和控制。其中，乙类传染病中新型冠状病毒肺炎、严重急性呼吸综合征（传染性非典型肺炎）和炭疽中的肺炭疽，采取甲类传染病的预防、控制措施。丙类传染病：也称为监测管理传染病，包括流行性感冒、流行性腮腺炎、风疹、急性出血性结膜炎、麻风病、流行性斑疹伤寒和地方性斑疹伤寒、黑热病、棘球蚴病、丝虫病，除霍乱、细菌性和阿米巴痢疾、伤寒和副伤寒以外的感染性腹泻病，手足口病，共 11 种。对此类传染病要按国务院卫生健康行政部门规定的监测管理方法进行管理。

2.突发公共卫生事件

突发公共卫生事件是指突然发生，造成或者可能造成社会公众健康严重损害的重大传染病疫情、群体性不明原因疾病、重大食品安全事故、重大职业中毒、传染病菌种毒种丢失、重大化学毒物污染，以及其他严重影响社会公众健康的事件。传染病可以引起突发公共卫生事件，但突发公共卫生事件不都是传染病引起的。突发公共卫生事件等级分为特别重大、重大、较大、一般4级，分级标准按照国家和省有关规定执行。

突发公共卫生事件防控工作应当始终把人民群众生命安全和身体健康放在第一位，遵循党委领导、政府负责、部门联动、社会协同、公众参与的方针，坚持预防为主、依法防控、科学防控、精密智控、属地管理、联防联控、群防群控的原则。根据相关法律法规，县级以上人民政府应当加强对本行政区域内突发公共卫生事件防控工作的组织领导和统筹协调，完善应急预案，将辖区内的单位和个人纳入当地突发公共卫生事件防控工作体系，建立健全应急工作机制，加强区域协作，将突发公共卫生事件防控工作纳入国民经济和社会发展规划，所需经费列入本级财政预算。乡（镇）人民政府、街道办事处应当协调落实防控措施，指导村（居）民委员会有针对性地采取防控措施，组织辖区内单位和个人做好突发公共卫生事件防控工作。县级以上人民政府卫生健康主管部门负责组织做好突发公共卫生事件的监测预警、风险评估、事件报告、信息发布、医疗救治、防控指导等监督管理工作。县级以上人民政府其他有关部门和海关、边检等机构应当在各自的职责范围内负责突发公共卫生事件防控工作。工会、共青团、妇联、科协、红十字会等团体和组织应当在各自的职责范围内协助做好突发公共卫生事件防控工作。

村（居）民委员会应当执行当地人民政府依法实施的应急处置措施和其他管理措施，协助做好村（社区）突发公共卫生事件防控宣传教育和健康提示，动员村（居）民和辖区内单位参与突发公共卫生事件防控工作。物业服务企业或者其他管理人应当执行当地人民政府依法实施的应急处置措施和其他管理措施，业主应当依法配合做好突发公共卫生事件防控工作。

【管理内容】

1.传染病疫情和突发公共卫生事件风险管理

根据规定，县级以上人民政府负责制订突发公共卫生事件应急预案，内容包含应急指挥机构的组成和有关部门的职责；预防、监测与预警机制，监测机构的职责和任务；应急设施设备、救治药品、医疗器械、防护用品及其他物资的储备与调度；应急救治的定点医疗机构和后备医疗机构；应急处理专业队伍的建设和培训等。医疗卫生机构应当根据当地人民政府突发公共卫生事件应急预案，制订本单位的突发公共卫生事件应急工作方案，并组织做好应急演练。在疾病预防控制机构和其他专业机构指导下，乡镇卫生院、村卫生室和社区卫生服务中心（站）协助开展传染病疫情和突发公共卫生事件风险排查、收集和提供风险信息，参与风险评估和应急预案制（修）订。疾病预防控制机构应当制订突发公共卫生事件应急处置技术规范，指导和督促人员密集单位和公共场所制订应急工作方案和开展应急演练，做好突发公共卫生事件预防工作。

2.传染病和突发公共卫生事件的监测、发现、登记

县级以上人民政府卫生健康主管部门应当制订本区域突发公共卫生事件监测计划和工作方案，根据需要建立突发公共卫生事件和不明原因疾病的监测哨点，会同有关部门健全监测网络，充分利用事件和疾病网络直报、症候群、健康危险因素、舆情信息、科研发现、疫情举报等渠道，建立完善多点触发监测预警机制，提高监测预警的敏感性和准确性。疾病预防控制机构应当运用大数据、云计算、人工智能等技术，做好突发公共卫生事件日常监测工作。

乡镇卫生院、村卫生室和社区卫生服务中心（站）应规范填写分诊记录、门诊日志、入/出院登记本、X线检查和实验室检测结果登记本或由电子病历、电子健康档案自动生成规范的分诊记录、门诊日志、入/出院登记、检测检验和放射登记。首诊医生在诊疗过程中发现传染病患者及疑似患者后，按要求填写

《中华人民共和国传染病报告卡》或通过电子病历、电子健康档案自动抽取符合交换文档标准的电子传染病报告卡；如发现或怀疑为突发公共卫生事件时，按要求填写《突发公共卫生事件相关信息报告卡》

3. 传染病和突发公共卫生事件相关信息报告

（1）报告程序与方式：按照《传染病信息报告管理规范》及《国家突发公共卫生事件相关信息报告管理工作规范（试行）》的要求，具备网络直报条件的医疗机构，在规定时间内进行传染病和（或）突发公共卫生事件相关信息的网络直报；不具备网络直报条件的，通过电话、传真等方式按规定进行报告。

负有报告义务的单位和个人发现突发公共卫生事件，应当及时向本地疾病预防控制机构报告，不得迟报、谎报、瞒报、漏报或者授意他人迟报、谎报、瞒报。疾病预防控制机构应当在规定的时间内对突发公共卫生事件监测信息和隐患信息进行实地调查核实，对突发公共卫生事件原因、性质、影响范围、危害程度、发展趋势等进行技术分析和评估研判。

疾病预防控制机构认为构成突发公共卫生事件的，应上报卫生健康主管部门，由卫生健康主管部门对突发公共卫生事件的性质、类型、分级等进行确证，必要时进行风险评估、会商研判，及时向本级人民政府和上一级卫生健康主管部门报告，并提出预警或者启动应急响应建议。

（2）报告时限：发现甲类传染病和乙类传染病中的肺炭疽、严重急性呼吸综合征（传染性非典型肺炎）等按甲类管理的传染病患者和疑似患者，或发现其他传染病、不明原因疾病暴发和突发公共卫生事件及相关信息时，应按有关要求于 2h 内报告；发现其他乙、丙类传染病患者、疑似患者和规定报告的传染病病原携带者，应于 24h 内报告；发现埃博拉出血热、寨卡病毒病、黄热病等新发输入传染病，按国家有关规定进行网络报告；如报告管理要求有调整，则按照国家发布的最新要求进行规范报告。

（3）订正报告和补报：发现报告错误，或报告病例转归或诊断情况发生变化时，应及时对《传染病报告卡》和（或）《突发公共卫生事件相关信息报告卡》等进行订正；对漏报的传染病病例和突发公共卫生事件，应及时进行补报。

4. 传染病和突发公共卫生事件的处理

突发公共卫生事件应急处置措施，应当依法兼顾公民、法人和其他组织的合法权益。传染病暴发、流行时，政府卫生健康主管部门及医疗卫生机构应当对传染病做到早发现、早报告、早隔离、早治疗，切断传播途径，防止扩散；必要时，采取集中患者、集中专家、集中资源、集中救治等措施，提高救治工作成效。传染病暴发、流行时，县级以上人民政府可以依法设置隔离控制区和隔离点，并设立隔离标志。

任何单位和个人应当服从应急指挥机构的统一指挥，按照法律法规、规章的规定和应急预案的要求，配合有关部门和专业技术机构做好医学检查、医疗救治、采样、调查、隔离等工作。需要接受隔离治疗、医学观察等措施的传染病患者、疑似患者和传染病患者密切接触者在卫生健康主管部门或者有关机构采取医学措施时应当予以配合，拒绝配合的，由公安机关依法协助强制执行。

作为医疗机构，突发卫生事件发生后的主要处置措施包含以下内容。

（1）患者医疗救治和管理：按照有关规范要求，对传染病患者、疑似患者采取隔离、医学观察、心理干预等措施，对突发公共卫生事件伤者进行急救，及时转诊，书写医学记录及其他有关资料并妥善保管，尤其是要按规定做好个人防护和感染控制，严防疫情传播。

（2）传染病密切接触者和健康危害暴露人员的管理：协助开展传染病接触者或其他健康危害暴露人员的追踪、查找，对集中或居家医学观察者提供必要的基本医疗和预防服务。

（3）流行病学调查：协助对本辖区患者、疑似患者和突发公共卫生事件开展流行病学调查，收集和提供患者、密切接触者、其他健康危害暴露人员的相关信息。

（4）疫点疫区处理：做好医疗机构内现场控制、消毒隔离、个人防护、医疗垃圾和污水的处理工作。协助对被污染的场所进行卫生处理，开展杀虫、灭鼠等工作。

（5）应急接种和预防性服药：协助开展应急接种、预防性服药、应急药品和防护用品分发等工作，并提供指导。

（6）宣传教育：根据辖区传染病和突发公共卫生事件的性质和特点，开展相关知识技能和法律法规的宣传教育。

（7）协助上级专业防治机构做好结核病和艾滋病患者的宣传、指导服务，以及非住院患者的治疗管理工作，相关技术要求参照有关规定。

【管理要求】

（1）乡镇卫生院（村卫生室）和社区卫生服务中心（站）应按照《中华人民共和国传染病防治法》《突发公共卫生事件应急条例》《国家突发公共卫生事件应急预案》等法律法规要求，建立健全传染病和突发公共卫生风险管理事件报告管理制度，协助开展传染病和突发公共卫生事件的报告和处置。

（2）乡镇卫生院、村卫生室和社区卫生服务中心（站）要配备专（兼）职人员负责传染病疫情及突发公共卫生报告管理工作，定期对工作人员进行相关知识和技能的培训。

（3）乡镇卫生院、村卫生室和社区卫生服务中心（站）要做好相关服务记录.《传染病报告卡》和《突发公共卫生事件相关信息报告卡》应至少保留3年。根据《浙江省突发公共卫生事件应急办法》相关规定，违反相关规定的，由有关机关按照管理权限对有关责任人依法给予政务处分或者处分或治安处罚，如未按照规定制订应急预案或者实施方案的；未按照规定开展应急演练或者培训的；未按照规定履行监测、报告职责，迟报、谎报、瞒报、漏报或者授意他人迟报、谎报、瞒报的；未按照应急物资储备目录开展应急物资储备的；在突发公共卫生事件监测、调查、报告、处置、救治等工作中失职、渎职的；违反规定泄露个人隐私信息的；不如实申报个人健康信息或者隐瞒个人出行、接触等相关信息，造成严重后果的；擅自发布突发公共卫生事件有关信息或者传播虚假、恐怖信息的；其他不履行应急职责的情形。

第二节　特定人群健康管理

一、预防接种

疫苗是指为了预防、控制传染病的发生、流行，用于人体预防接种的疫苗类预防性生物制品。疫苗分为两类。第一类疫苗，是政府免费向公民提供，公民应当依照政府的规定受种的疫苗，包括国家免疫规划确定的疫苗，省、自治区、直辖市人民政府在执行国家免疫规划时增加的疫苗，以及县级以上人民政府或者其卫生主管部门组织的应急接种或者群体性预防接种所使用的疫苗；第二类疫苗，是由公民自费并且自愿受种的其他疫苗。

【分类】

1. 常规接种

常规接种是指接种单位按照国家免疫规划疫苗儿童免疫程序、疫苗使用指导原则、疫苗使用说明书，在相对固定的接种服务周期内，为接种对象提供的预防接种服务。

2. 临时接种

在出现自然灾害、控制疫苗针对传染病流行等情况，开展应急接种、补充免疫或其他群体性预防接种时，按应急接种、补充免疫或群体性预防接种方案，在适宜的地点和时间，设立临时预防接种点，对目标人群开展预防接种服务。

3. 群体性预防接种

群体性预防接种是指在特定范围和时间内，针对可能受某种传染病威胁的特定人群，有组织地集中实施的预防接种活动。补充免疫（原称为“强化免疫”）是一种较常采用的群体性预防接种形式。

4. 应急接种

应急接种是指在传染病疫情开始或有流行趋势时，为控制传染病疫情蔓延，对目标人群开展的预防接种活动。

【对象】

0～6 岁儿童和其他重点人群。

【服务内容】

1. 预防接种管理

（1）及时为辖区内所有居住满 3 个月的 0~6 岁儿童建立预防接种证和预防接种卡（簿）等儿童预防接种档案。

（2）采取预约、通知单、电话、手机短信、网络、广播通知等适宜方式，通知儿童监护人，告知接种疫苗的种类、时间、地点和相关要求。

（3）每季度对辖区内儿童的预防接种卡（簿）进行 1 次核查和整理，查缺补漏，并及时进行补种。

2. 预防接种

根据国家免疫规划疫苗免疫程序，对适龄儿童进行常规接种。在局部地区对重点人群接种出血热疫苗。在重点地区对高危人群实施炭疽疫苗、钩端螺旋体（简称钩体）疫苗应急接种。根据传染病控制需要，开展乙型肝炎、麻疹、脊髓灰质炎等疫苗强化免疫或补充免疫、群体性接种工作和应急接种工作。

（1）接种前的工作：接种工作人员在对儿童接种前应查验儿童预防接种证（卡、簿）或电子档案，核对受种者姓名、性别、出生日期及接种记录，确定本次受种对象、接种疫苗的品种。询问受种者的健康状况及是否有接种禁忌等，告知受种者或其监护人所接种疫苗的品种、作用、禁忌、不良反应及注意事项，可采用书面和（或）口头告知的形式，并如实记录告知和询问的情况。

（2）接种时的工作：接种工作人员在接种操作时再次查验并核对受种者姓名、预防接种证、接种凭证和本次接种的疫苗品种，核对无误后严格按照《预防接种工作规范》规定的接种月（年）龄、接种部位、接种途径、安全注射等要求予以接种。接种工作人员在接种操作时再次进行“三查七对一注意”，并核对三查的内容是否正确，无误后予以预防接种。三查：检查受种者健康状况和接种禁忌证，查对预防接种卡（簿）与儿童预防接种证，检查疫苗、注射器外观与批号、有效期；七对：核对受种对象姓名、年龄，核对疫苗品名、规格、剂量、接种部位、接种途径。

1）口服法：适用疫苗为脊髓灰质炎减毒活疫苗等。液体剂型疫苗是直接将规定剂量的疫苗滴入儿童口中。糖丸剂型疫苗是用消毒药匙送入儿童口中，用凉开水送服。对于小月龄儿童，喂服糖丸剂型时可将糖丸放在消毒的小药袋中，用手碾碎后放入药匙内，加少许凉开水溶解成糊状服用，或将糖丸溶于约 5mL 凉开水中，使其完全溶化后口服。

2）注射剂型疫苗的使用：确定接种部位，接种部位要避开瘢痕、炎症、硬结和皮肤病变处。用灭菌镊子夹取 75%乙醇棉球或用无菌棉签蘸 75%乙醇，由内向外螺旋式对接种部位皮肤进行消毒，涂擦直径≥5cm，待晾干后立即预防接种。使用含有吸附剂的疫苗前，应当充分摇匀。使用冻干疫苗时，用一次性注射器抽取稀释液，沿疫苗瓶内壁缓慢注入，轻轻摇荡，使疫苗充分溶解，避免出现泡沫。开启减毒活疫苗的疫苗瓶和注射时，切勿使消毒剂接触疫苗。疫苗瓶开启后应尽快使用。如不能立即用完，应盖上无菌干棉球冷藏。当疫苗瓶开启后，活疫苗超过 30 min、灭活疫苗超过 1 h 未用完，应将剩余疫苗废弃。

①皮内注射法：适用疫苗为卡介苗。接种部位为上臂外侧三角肌中部略下处。监护人固定儿童，露出儿童接种部位。用注射器吸取 1 人份疫苗，排尽注射器内空气，皮肤常规消毒，待乙醇干后，左手绷紧注射部位皮肤，右手以平执式持注射器，示指固定针管，针头斜面向上，与皮肤成 10°～15°角刺入皮内。再用左手拇指固定针栓，然后注入疫苗，使注射部位形成一个圆形隆起的皮丘，皮肤变白，毛孔变大，注射完毕，针管顺时针方向旋转 180°后，迅速

拔出针头。

②皮下注射法：适用疫苗为麻疹疫苗、麻风疫苗、麻腮风疫苗、乙脑疫苗、A 群流脑多糖疫苗、A 群 C 群流脑多糖疫苗、甲肝减毒活疫苗、钩体疫苗等。接种部位为上臂外侧三角肌下缘附着处。监护人固定儿童，露出儿童接种部位。预防接种人员用相应规格注射器吸取 1 人份疫苗后，排尽注射器内空气，皮肤常规消毒，左手绷紧皮肤，右手持注射器，针头斜面向上，与皮肤成 30° ～40°角，快速刺入皮下，进针深度 1/2～2/3，松左手，固定针管，缓慢推注疫苗，注射完毕后用消毒干棉球或干棉签轻压针刺处，快速拔出针头。

③肌内注射法：适用疫苗为百白破疫苗、白破疫苗、乙肝疫苗、脊髓灰质炎灭活疫苗、甲肝灭活疫苗、出血热疫苗等。接种部位为上臂外侧三角肌、大腿前外侧中部肌肉。监护人固定儿童，露出儿童接种部位。用相应规格注射器吸取 1 人份疫苗，排尽注射器内空气，皮肤常规消毒，左手将注射肌肉部位绷紧，右手持注射器，与皮肤成 90° 角，将针头快速垂直刺入肌肉，进针深度约为针头的 2/3，松左手，固定针管，缓慢推注疫苗，注射完毕后用消毒干棉球或干棉签轻压针刺处，快速拔出针头，观察有无渗血或药液渗出，若有渗出，应用消毒干棉球或干

（3）接种后的工作：告知儿童监护人，受种者在接种后应在留观室观察 30 min。接种后及时在预防接种证、卡（簿）上记录，与儿童监护人预约下次接种疫苗的种类、时间和地点。有条件的地区录入计算机并进行网络报告。

（4）儿童预防接种信息资料的使用和管理。

1）儿童预防接种电子档案由乡（镇）卫生院、社区卫生服务中心或接种单位保管，保管期限要求同预防接种卡（簿）。

2）乡（镇）卫生院、社区卫生服务中心或接种单位应在完成每次预防接种信息录入和上报的当天，对儿童预防接种信息的电子档案进行备份，并妥善保存。

3）已全面实施儿童预防接种信息化管理的地区，可以用儿童预防接种信息的电子档案逐步取代预防接种卡（簿），但不得代替儿童预防接种证。如为异地建档儿童，可通过互联网下载该儿童的既往预防接种资料。

3.疑似预防接种异常反应处理

疑似预防接种异常反应（adverse event following immunization，AEFI）是指在预防接种后发生的怀疑与预防接种有关的反应或事件。如发现疑似预防接种异常反应，接种人员应按照《全国疑似预防接种异常反应监测方案》的要求进行处理和报告。

（1）报告

1）报告范围：疑似预防接种异常反应，报告范围按照发生时限分为以下情形。

①24h 内：如过敏性休克、不伴休克的过敏反应（荨麻疹、斑丘疹、喉头水肿等）、中毒性休克综合征、晕厥、癔症等。②5 天内：如发热（腋温≥38.6℃）、血管性水肿、全身化脓性感染（毒血症、败血症、脓毒血症）、接种部位发生的红肿（直径>2.5cm）、硬结（直径>2.5cm）、

局部化脓性感染（局部脓肿、淋巴管炎和淋巴结炎、蜂窝织炎）等。

③15 天内：如麻疹样或猩红热样皮疹、过敏性紫癜、局部过敏坏死反应（Arthus 反应）、热性惊厥、癫痫、多发性神经炎、脑病、脑炎和脑膜炎等。

④6 周内：如血小板减少性紫癜、吉兰-巴雷综合征、疫苗相关麻痹性脊髓灰质炎等

⑤3 个月内：如臂丛神经炎、接种部位发生的无菌性脓肿等。

⑥接种卡介苗后 1～12 个月：如淋巴结炎或淋巴管炎、骨髓炎、全身播散性卡介苗感染等。

⑦其他：怀疑与预防接种有关的其他严重疑似预防接种异常反应。

2）报告单位和报告人：医疗机构、接种单位、疾病预防控制机构、药品不

良反应监测机构、疫苗生产企业、疫苗批发企业及其执行职务的人员为疑似预防接种异常反应的责任报告单位和报告人。

3）报告程序：疑似预防接种异常反应报告实行属地化管理。责任报告单位和报告人发现属于报告范围的疑似预防接种异常反应（包括接到受种者或其监护人的报告）后应当及时向受种者所在地的县级卫生行政部门、药品监督管理部门报告。发现怀疑与预防接种有关的死亡、严重残疾、群体性疑似预防接种异常反应、对社会有重大影响的疑似预防接种异常反应时，责任报告单位和报告人应当在发现后 2h 内向所在地县级卫生行政部门、药品监督管理部门报告；县级卫生行政部门和药品监督管理部门在 2h 内逐级向上一级卫生行政部门、药品监督管理部门报告。

责任报告单位和报告人应当在发现疑似预防接种异常反应后 48h 内填写疑似预防接种异常反应个案报告卡，向受种者所在地的县级疾病预防控制机构报告；发现怀疑与预防接种有关的死亡、严重残疾、群体性疑似预防接种异常反应、对社会有重大影响的疑似预防接种异常反应时，在 2h 内填写疑似预防接种异常反应个案报告卡或群体性疑似预防接种异常反应登记表，以电话等最快方式向受种者所在地的县级疾病预防控制机构报告。县级疾病预防控制机构经核实后立即通过全国预防接种信息管理系统进行网络直报。各级疾病预防控制机构和药品不良反应监测机构应当通过全国预防接种信息管理系统实时监测疑似预防接种异常反应报告信息。对于死亡或群体性疑似预防接种异常反应，同时还应当按照《突发公共卫生事件应急条例》的有关规定进行报告。

（2）调查诊断

1）核实报告：县级疾病预防控制机构接到疑似预防接种异常反应报告后，应当核实疑似预防接种异常反应的基本情况、发生时间和人数、主要临床表现、初步临床诊断、疫苗接种等，完善相关资料，做好深入调查的准备工作。

2）调查：除明确诊断的一般反应（如单纯发热，接种部位的红肿、硬结等）

外的疑似预防接种异常反应均需调查。

县级疾病预防控制机构对需要调查的疑似预防接种异常反应，应当在接到报告后 48 h 内组织开展调查，收集相关资料，并在调查开始后 3 日内初步完成疑似预防接种异常反应个案调查表的填写，并通过全国预防接种信息管理系统进行网络直报。

怀疑与预防接种有关的死亡、严重残疾、群体性疑似预防接种异常反应，对社会有重大影响的疑似预防接种异常反应，由市级或省级疾病预防控制机构在接到报告后立即组织预防接种异常反应调查诊断专家组进行调查。对于死亡或群体性疑似预防接种异常反应，同时还应当按照《突发公共卫生事件应急条例》的有关规定进行调查。

3）资料收集

①临床资料：了解患者的既往预防接种异常反应史、既往健康状况（如有无基础疾病等）、家族史、过敏史，掌握患者的主要症状和体征及有关的实验室检查结果、已采取的治疗措施和效果等资料。必要时对患者进行访视和临床检查。对于死因不明需要进行尸体解剖检查的病例，应当按照有关规定进行尸检。

②预防接种资料。疫苗进货渠道、供货单位的资质证明、疫苗购销记录；疫苗运输条件和过程、疫苗贮存条件和冰箱温度记录、疫苗送达基层接种单位前的贮存情况；疫苗的种类、生产企业、批号、出厂日期、有效期、来源（包括分发、供应或销售单位）、领取日期、同批次疫苗的感官性状；接种服务组织形式、接种现场情况、接种时间和地点、接种单位和接种人员的资质；接种实施情况、接种部位、途径、剂次和剂量、打开的疫苗何时用完；安全注射情况、注射器材的来源、注射操作是否规范；接种同批次疫苗其他人员的反应情况、当地相关疾病发病情况。

4）诊断：县级卫生行政部门、药品监督管理部门接到疑似预防接种异常反应报告后，对需要进行调查诊断的交由县级疾病预防控制机构组织专家进行调查诊断。死亡、严重残疾、群体性疑似预防接种异常反应、对社会有重大影响的疑似预防接种异常反应，由市级或省级疾病预防控制机构组织预防接种异常反应调查诊断专家组进行调查诊断。

疑似预防接种异常反应的调查诊断结论应当在调查结束后30日内尽早做出。调查诊断专家组应当依据法律、行政法规、部门规章和技术规范，结合临床表现医学检查结果和疫苗质量检验结果等，进行综合分析，做出调查诊断结论。

调查诊断怀疑引起疑似预防接种异常反应的疫苗有质量问题的，药品监督管理部门负责组织对相关疫苗质量进行检验，出具检验结果报告。药品监督管理部门或药品检验机构应当及时将疫苗质量检测结果向相关疾病预防控制机构反馈。

5）调查报告：对死亡、严重残疾、群体性疑似预防接种异常反应，对社会有重大影响的疑似预防接种异常反应，疾病预防控制机构应当在调查开始后7日内完成初步调查报告，及时将调查报告向同级卫生行政部门、上一级疾病预防控制机构报告，向同级药品不良反应监测机构通报。药品不良反应监测机构向同级药品监督管理部门、上一级药品不良反应监测机构报告。县级疾病预防控制机构应当及时通过全国预防接种信息管理系统上报初步调查报告。

调查报告包括以下内容：对疑似预防接种异常反应的描述，疑似预防接种异常反应的诊断、治疗及实验室检查，疫苗和预防接种组织实施情况，疑似预防接种异常反应发生后所采取的措施，疑似预防接种异常反应的原因分析，对疑似预防接种异常反应的初步判定及依据，撰写调查报告的人员、时间等。

6）分类：疑似预防接种异常反应经过调查诊断分析，按发生原因分成以下5种类型。

①不良反应：合格的疫苗在实施规范接种后，发生的与预防接种目的无关或意外的有害反应，包括一般反应和异常反应。

一般反应：在预防接种后发生的，由疫苗本身所固有的特性引起的，对机体只会造成一过性生理功能障碍的反应，主要有发热和局部红肿，同时可能伴有全身不适、倦怠、食欲不振、乏力等综合症状。

异常反应：合格的疫苗在实施规范接种过程中或者实施规范接种后造成受种者机体组织器官、功能损害，相关各方均无过错的药品不良反应。

②疫苗质量事故：由于疫苗质量不合格，接种后造成受种者机体组织器官、功能损害。

③接种事故：由于在预防接种实施过程中违反预防接种工作规范、免疫程序、疫苗使用指导原则、接种方案，造成受种者机体组织器官、功能损害。

④偶合症：受种者在接种时正处于某种疾病的潜伏期或者前驱期，接种后巧合发病。

⑤心因性反应：在预防接种实施过程中或接种后因受种者心理因素发生的个体或者群体的反应。

（3）处置原则

1）因预防接种异常反应造成受种者死亡、严重残疾或者器官组织损伤的，依照《疫苗流通和预防接种管理条例》有关规定给予受种者一次性补偿。

2）当受种方、接种单位、疫苗生产企业对疑似预防接种异常反应调查诊断结论有争议时，按照《预防接种异常反应鉴定办法》的有关规定处理。

3）因疫苗质量不合格给受种者造成损害的，以及因接种单位违反预防接种工作

作规范、免疫程序、疫苗使用指导原则、接种方案给受种者造成损害的，依照《中中华人民共和国药品管理法》及《医疗事故处理条例》有关规定处理。

4）建立媒体沟通机制，引导媒体对疑似预防接种异常反应做出客观报道，澄清事实真相。开展与受种者或其监护人的沟通，对疑似预防接种异常反应发生原因、事件处置的相关政策等问题进行解释和说明。

【服务要求】

（1）接种单位必须为区县级卫生计生行政部门指定的预防接种单位，并具备《疫苗储存和运输管理规范》规定的冷藏设施、设备和冷藏保管制度，按照要求进行疫苗的研发和冷链管理，保证疫苗质量。

（2）应按照《疫苗流通和预防接种管理条例》《预防接种工作规范》《全国疑似预防接种异常反应监测方案》等相关规定做好预防接种服务工作，承担预防接种的人员应当具备执业医师、执业助理医师、执业护士或者乡村医生资格，并经过县级或以上卫生计生行政部门组织的预防接种专业培训，考核合格后持证方可上岗。

（3）基层医疗卫生机构应积极通过公安、乡镇（街道）、村（居）委会等多种渠道，利用提供其他医疗服务、发放宣传资料、入户排查等方式，向预防接种服务对象或监护人传播相关信息，主动做好辖区内服务对象的发现和管理。

（4）根据预防接种需要，合理安排接种门诊开放频率、开放时间和预约服务的时间，提供便利的接种服务。

（六）国家免疫规划疫苗儿童免疫规划

（1）乙肝疫苗第 1 剂：出生后 24h 内完成。

（2）卡介苗：<3 月龄完成。

（3）乙肝疫苗第 3 剂、脊髓灰质炎疫苗第 3 剂、百白破疫苗第 3 剂、麻风疫苗、乙脑减毒活疫苗第 1 剂或乙脑灭活疫苗第 2 剂：<12 月龄完成。

(4)A 群流脑多糖疫苗第 2 剂：<18 月龄完成。

（5）麻腮风疫苗、甲肝减毒活疫苗或甲肝灭活疫苗第 1 剂、百白破疫苗第 4 剂：<24 月龄完成。

（6）乙脑减毒活疫苗第 2 剂或乙脑灭活疫苗第 3 剂、甲肝灭活疫苗第 2 剂：<3 周岁完成。

(7)A 群 C 群流脑多糖疫苗第 1 剂：<4 周岁完成。

（8）脊髓灰质炎疫苗第 4 剂：<5 周岁完成。

（9）白破疫苗、A 群 C 群流脑多糖疫苗第 2 剂、乙脑灭活疫苗第 4 剂：<7 周岁完成。

（10）选择乙脑减毒活疫苗接种时，采用 2 剂次接种程序。选择乙脑灭活疫苗接种时，采用 4 剂次接种程序；乙脑灭活疫苗第 1、2 剂间隔 7～10 天。

（11）选择甲肝减毒活疫苗接种时，采用 1 剂次接种程序。选择甲肝灭活疫苗接种时，采用 2 剂次接种程序。

二、0～6 岁儿童健康管理

【服务对象】

辖区内常住的 0~6 岁儿童。

【服务内容】

1. 新生儿家庭访视

新生儿出院后 1 周内，医务人员到新生儿家中进行，同时进行产后访视。了解出生时情况、预防接种情况，在开展新生儿疾病筛查的地区应了解新生儿疾病筛查情况等。观察家居环境，重点询问和观察喂养、睡眠、大小便、黄疸、脐部、口腔、生长发育等情况。为新生儿测量体温、记录出生时的体重和身长，进行体格检查，同时建立《母子健康手册》。根据新生儿的具体情况，对家长进行喂养、发育、防病、预防伤害和口腔保健指导。如果发现新生儿未接种卡介苗和第 1 剂乙肝疫苗，提醒家长尽快补种。如果发现新生儿未接受新生儿疾病筛查，告知家长到具备筛查条件的医疗保健机构补筛。对于低出生体重、早产、双多胎或有出生缺陷等具有高危因素的新生儿根据实际情况增加家庭访视次数，并及时转上级医院就诊。

第三节　慢性病患者的保健与管理

随着经济的发展，医疗技术的进步，人民生活水平的提高和人口老龄化进程的加快，我国疾病谱和死因谱发生了重大变化，慢性病患病率和死亡率持续上升。慢性病已经成为我国重要的公共卫生问题。世界卫生组织最新报告显示，癌症、糖尿病等慢性病依然是全球最主要的死因。慢性病患者多数时间在家庭和社区中度过，在社区中开展慢性病患者的保健与护理，提高社区慢性病患者的自我防护能力，对降低慢性病的发病率、致残率和致死率，改善和提高慢性病患者的生存质量具有重要意义。

【概念】

慢性病是慢性非传染性疾病的简称，是对一类起病隐匿、病程长且病情迁延不愈、缺乏明确的传染性生物病因证据、病因复杂或病因尚未完全确认的疾病的总称。其主要指以心脑血管疾病（高血压、冠心病、脑卒中等）、糖尿病、恶性肿瘤、慢性阻塞性肺疾病（慢性气管炎、肺气肿等）、精神异常和精神病等为代表的一组疾病。世界卫生组织的调查显示，2012 年全球因慢性病导致的死亡人数多达 3800 万，其中中国为 860 万，而其中约有 300 万人因患某些本可预防的疾病而过早死亡。

【分类】

按照国际疾病分类法的标准，常见慢性病分为以下 7 类。①精神和行为障碍：老年期痴呆、神经症（焦虑、强迫、抑郁）等。②呼吸系统疾病：慢性阻塞性肺疾病、肺气肿等。③消化系统疾病：慢性胃炎、消化性溃疡、脂肪肝等。④循环系统疾病：高血压、冠心病、脑血管疾病等。⑤内分泌、营养代谢性疾病：糖尿病、血脂异常、营养缺乏等。⑥肌肉骨骼系统和结缔组织疾病：骨关节病、骨质疏松等。⑦恶性肿瘤：肺癌、肝癌、食管癌等。

【危险因素】

慢性病的主要危险因素包括环境因素、行为因素和不可改变因素。其中，环境因素和行为因素是可以改变的，而性别、年龄、遗传等因素是不可改变的。

1. 环境因素环境因素包括自然环境、社会环境和心理环境。

（1）自然环境污染破坏了生态平衡和人们正常的生活条件，对人体健康产生直接、间接或潜在的危害。空气污染、噪声污染、土壤水污染等，都与肺部疾病、恶性肿瘤等慢性病的发生密切相关。

（2）社会环境政府的卫生政策、卫生资源的配置、医疗资源的可利用程度、个人的受教育程度、社会风俗习惯等社会因素均会对居民的健康产生影响。

（3）心理环境现代社会工作生活节奏加快，竞争激烈，人际关系复杂，使精神心理因素成了一个重要的致病因素。长期精神压力过大，使人的心理活动失去水平，导致神经系统功能失调，对健康产生不良影响。

2. 行为因素行为因素包括吸烟、酗酒、不合理膳食及缺乏体力活动等。

（1）吸烟烟草中含有苯和焦油，还有多种致癌的放射性物质。吸烟是恶性肿瘤、慢性阻塞性肺疾病、冠心病、脑卒中等慢性病的重要危险因素；吸烟者心脑血管疾病的发病率比不吸烟者高 2~3 倍；吸烟量越大、吸烟起始年龄越小、吸烟史越长，对身体的损害越大。烟草危害是当今世界最严重的公共卫生问题之一，世界卫生组织已将烟草流行作为全球最严重的公共卫生问题列入重点控制领域。

（2）过量饮酒过量可增加脑卒中和原发性高血压的危险性，也可增加某些癌症的发病率。过量饮酒和吸烟协同作用可使多种癌症的发病率明显增加。

（3）不合理膳食均衡饮食是机体健康的基石，而不合理膳食是慢性病的主要原因之一。不合理膳食具体表现为膳食结构不合理、不良的饮食习惯、烹饪方法不当等。膳食结构不合理包括高盐、高胆固醇、高脂肪、低纤维素饮食；不良饮食习惯是指进食时间不规律、暴饮暴食等；不当的烹饪方法有烟熏、腌制等。

（4）缺乏体力活动由于现代生活节奏的加快和交通工具的便利，人们生活中很多体力劳动被取代，静坐生活比例增加。热量摄入增加而消耗减少，使得超重和肥胖的人数增加。超重和肥胖是引发高血压、糖尿病等许多慢性病的重要的危险因素。

3. 不可改变因素不可改变因素包括性别、年龄、遗传等因素。目前的医疗条件无法改变这些因素。例如，多数常见慢性病发病率都与年龄成正比，年龄越大，患病率越高。

【特点】

1. 一果多因，一因多果，一体多病　一果多因是指一种慢性病往往是由多种因素共同作用所导致的。一因多果是指同一个病因可导致多种疾病，如心脑血管疾病、糖尿病、恶性肿瘤、慢性阻塞性肺疾病等常见慢性病具有共同的病因，如不合理膳食、缺乏体力活动、吸烟、饮酒等。一体多病是指由于慢性病具有共同的危险因素，慢性病患者常同时患有一种以上的疾病。

2. 发病隐匿，潜伏期长慢性病的发生发展通常是“悄无声息”的，早期没有明显症状，在病因的长期作用下，器官损伤逐步累积，直至急性发作或者症状较为严重时才被发现

3. 病程长大多数慢性病的病程较长，甚至是终生患病。

4. 可预防与慢性病相关的一些危险因素是可以预防的、如环境、行为等因素都是可以改变的。

5. 不可治愈大多数慢性病的病因复杂或尚未明确，目前还不能治愈，主要是对症治疗以减轻症状、预防伤残和并发症。

6. 对生活质量影响大因慢性病病程长，不可治愈，且许多患者一体多病，所以对患者生活质量影响较大。

二、慢性病流行病学特点

【慢性病的危险因素日趋流行】

《中国居民营养与慢性病状况报告（2015 年）》显示，2012 年全国居民慢性病死亡率为 533/10 万，占总死亡人数的 86.6%。慢性病患病、死亡与经济、社会、人口、行为、环境等因素密切相关。目前，我国慢性病主要危险因素的

暴露水平有所上升。我国现有吸烟人数超过3亿，15岁以上人群吸烟率为28.1%，男性吸烟率为52.9%，女性吸烟人数明显增加。全国18岁及以上成人的人均日乙醇摄入量为3L，饮酒者中酗酒者占9.3%，其中男性占11.1%。而成人经常锻炼者仅占18.7%。吸烟、过量饮酒、身体活动不足和高盐、高脂等不健康饮食是慢性病发生、发展的主要行为危险因素。另外，社会经济快速发展和社会转型给人们带来的工作和生活压力，对健康造成的影响也不容忽视。

【慢性病相关的医疗费用上升】

随着人们生活质量和保健水平的不断提高，人均预期寿命有所增长，老年人口数量不断增加，我国慢性病患者的基数也在不断扩大。同时，随着医药卫生体制改革的不断深化，城乡居民对医疗卫生服务需求不断增长，公共卫生和医疗服务水平不断提升，慢性病患者的生存期也在不断延长。当前我国已经进入慢性病的高负担期，慢性病占疾病负担比例达到了63%。慢性病的卫生服务需求与利用的增加直接导致我国医疗费用的迅速上升，其上升速度已经超过国民经济和居民收入的增长，给社会和经济带来沉重负担。

【慢性病对个人、家庭和社会的影响】

慢性病对患者的影响不仅局限于生理功能的损害，还包括心理、社会、经济等方面的影响。不仅会影响患者个人，还会对患者所在的家庭、社会产生不同程度的影响。

1.对个人的影响慢性病不仅给患者造成身体上的损伤，更会给患者带来不同程度的心理冲击。由于慢性病造成的生理功能障碍，患者会出现不同程度的自理缺陷，往往需要长期照顾和治疗，继而患者会出现不同程度的挫败感、抑郁等心理问题。慢性病也会影响患者对社会活动的参与，造成社会交往活动受限。从事职业活动的慢性病患者，会在工作性质、工作时间、工作责任等方面受到不同程度的影响。慢性病给患者带来一系列复杂的问题，需要患者从个人生活到社会生活进行全面再适应。

2. 对家庭的影响慢性病患者需要长期的照护与治疗，许多慢性病患者是由其配偶、子女或兄弟姐妹照顾的。家属对患者长期的照护，会使他们感到筋疲力尽，孤独甚至绝望，严重影响照顾者的身心状况。此外，昂贵的医疗费用给家庭带来巨大的经济负担，增加家庭成员的心理压力。对此，家庭成员需要及时调整角色并尽快适应角色的改变，最大限度地利用家庭和社会资源。

3. 对社会的影响慢性病患者生活自理能力的减弱和工作能力的衰退，社会工作效率降低，社会经济效益减少；慢性病患者的长期疾病照护大部分需要社会来承担，增加了社会医疗服务及资源的消耗；随着医疗费用的不断上涨，慢性病患者对社会医疗保障制度的完善和社区互助措施的需求也更为迫切，这些因素均加重了社会负担。

三、社区慢性病管理

【慢性病管理原则】

1998 年，世界卫生组织慢性病行动框架指出，慢性病要以公共卫生为主导，建立支持性环境，强调个人在慢性病防治中的责任，建立伙伴关系，利用现有资源加强慢性病防治。

1. 策略世界卫生组织给出的慢性病防治行动计划主要包含以下几个策略。①发展国家政策和法规。②卫生医疗政策应与慢性病防治结合。③二级、三级预防与一级预防同时开展。④开展社区综合防治。⑤建立监测信息系统。⑥发展人力资源，加强培训。⑦拓宽筹资渠道。

2. 原则世界卫生组织慢性病预防与控制的原则是解决共同的危险因素。任何国家和地区在制订慢性病防治策略和选择防治措施时，要遵循以下原则。①在社区及家庭层面上，控制最常见慢性病的共同危险因素，进行生命全程预防。②全人群策略和高危人群策略并重。③三级预防并重，采取以健康教育为主要策略的综合措施，对慢性病进行共同的防治。④加强社区慢性病防治的行动。⑤传统的卫生服务内容和方式逐渐向新型慢性病保健模式发展，包括鼓励患者共同参与、促进和支持患者自我管理、加强患者定期随访、加强与社区和家庭合作等。⑥慢性病预防中，改变行为危险因素应以科学的行为改变理论及生态健康促进模式为指导，建立以政策及环境改变为主要策略的综合性社区行为危险因素干预项目。

【卫生服务机构开展慢性病管理的意义】

1. 发挥社区卫生服务机构优势，合理利用卫生资源关于慢性病的防治，社区卫生服务机构具有特有的优势，如慢性病患者距离社区卫生服务机构近；社区卫生服务机构面对的是相对稳定的社区居民，提供的服务价格较低廉等。一方面有利于慢性病持续、稳定地治疗；另一方面也有利于使患者分流，以便更加合理地利用卫生资源。

2. 节约成本，增强社区居民健康水平社区卫生服务机构在社区开展健康管理，针对全体人群和高危人群，通过预防和控制慢性病的共同危险因素，降低慢性病的发病率、致残率和致死率。既节约了成本，提高了社区居民的生活质量，也降低了医疗费用，减轻了慢性病患者及其家庭的经济负担。

3. 结合慢性病自身特点，提高治疗效果，慢性病多是由不健康的生活方式导致的。社区卫生服务机构对慢性病患者进行健康管理，可以有目的地改善患者的生活方式，改变导致慢性病的可改变的危险因素，从根本上提高慢性病的治疗效果。

四、高血压患者的保健与管理

高血压是社区最常见的慢性病之一，也是心脑血管疾病最主要的危险因素，其并发症脑卒中、心力衰竭、慢性肾脏病等具有很高的致残率和致死率，严重危害社区居民的健康。因此，高血压防治是当前我国慢性病，尤其是心脑血管疾病综合防治的中心环节，被列为国家社区慢性病管理和预防的重点疾病。通过健康教育与健康管理，使社区居民建立健康的生活方式，不仅可以预防高血压的发生或控制并发症，而且对于心脑血管疾病的健康管理和综合防治具有重要意义。

目前，我国将高血压定义为收缩压≥140mmHg（1mmHg≈0.133 kPa）和（或）舒张压≥90mmHg。采用正常血压、正常高值和高血压进行血压水平分类，根据血压升高水平，进一步将高血压分为一级、二级和三级。根据病因的不同，高血压分为两种：原发性高血压和继发性高血压，其中原发性高血压（简称高血压）占所有高血压患者的90%以上，是 居民中最常见的高血压类型，是预防和健康管理的重点。

【高血压的流行病学特点】

高血压的患病率和发病率在不同地区、不同人群和不同职业之间存在差异，并随年龄的增长而升高。《中国居民营养与慢性病状况报告（2015 年）》显示，2012 年我国 18 岁及以上成人高血压患病率为 25.2%，每年新增高血压病例达 1 000 万。虽然自 1991 年至今，中国人群中高血压知晓率、治疗率及控制率（高血压“三率”）已有显著升高，2015 年中国高血压“三率”已经分别达到 50%、45%与 17%。但相对于发达国家，仍有很大提升空间，美国 2000 年的调查结果显示“三率”分别为 70%、59%和 34%，显著高于我国。高血压是脑血管疾病和心脏病的主要危险因素，而脑血管疾病和心脏病是我国城乡居民前四位的死因。我国高血压患病率在逐年升高，而“三率”又均较低，这势必会引起我国高血压患者发生心脑血管疾病的比例增加。

【高血压的危险因素】

原发性高血压是在一定的遗传背景下，由于多种后天环境因素作用，正常血压调节机制失代偿所致。高血压危险因素分为可改变的危险因素和不可改变的危险因素。

1. 可改变的危险因素

（1）超重和肥胖超重和肥胖是高血压的主要危险因素之一。血压与体重指数呈正相关。

（2）高钠低钾饮食钠盐的摄入大量与血压水平呈正相关。钾盐的摄入大量则与钠盐相反，保持足量的钾盐摄入可降低血压。

（3）大量饮酒长期大量饮酒是高血压的重要危险因素之一，饮酒与高血压水平呈线性相关。

（4）吸烟香烟中的尼古丁可使血压一过性升高，使高血压患者对降压药物的敏感性下降。

（5）体力活动不足缺少体力活动是造成超重和肥胖的重要原因之一。它可增加高血压患者发生心血管疾病的危险。

（6）心理因素长期的精神紧张、睡眠不足、焦虑、抑郁和恐惧，也可引起高血压。

2. 不可改变的危险因素年龄和遗传是高血压不可改变的危险因素。

（1）年龄随着年龄的增长，高血压发病率升高。

（2）遗传高血压的发病以多基因遗传为主，有较明显的家族聚集性。60%的高血压患者有高血压家族史；父母均为高血压，其子女的高血压发病率高达46%。

【高血压患者的健康管理】

根据《国家基本公共卫生服务规范（2015 年版）》的要求，高血压患者的健康管理内容如下。

1. 筛查①对辖区内 35 岁及以上常住居民，每年在其第一次到乡镇卫生院、村卫生室、社区卫生服务中心（站）就诊时为其测量血压。②对第一次发现收缩压≥140mmHg 和（或）舒张压≥90 mmHg 的居民，在去除可能引起血压升高的因素后预约其复查，如同日 3 次血压高于正常，可初步诊断为高血压。如有必要，建议其转诊到上级医院确诊，2 周内随访转诊结果，将已确诊的原发性高血压患者纳入高血压患者健康管理。对可疑继发性高血压患者，及时转诊。③建议高危人群至少半年测量一次血压，并接受医务人员的生活方式指导。

2.随访评估对原发性高血压患者，每年要提供至少4次面对面的随访。①测量血压并评估是否存在危急情况，如出现收缩压≥180 mmHg 和（或）舒张压≥110 mmHg；意识改变、剧烈头痛或头晕、恶心、呕吐、视力模糊、眼痛、心悸、胸闷、喘憋不能平卧及处于妊娠期或哺乳期同时血压高于正常等危急情况之一，或存在不能处理的其他疾病时，必须在处理后紧急转诊。对于紧急转诊者，乡镇卫生院、村卫生室、社区卫生服务中心（站）应在2周内主动随访转诊情况。②若不必紧急转诊，应询问上次随访到此次随访期间的症状。③测量体重、心率，计算体重指数。④询问患者疾病情况和生活方式，包括心脑血管疾病、糖尿病、吸烟、饮酒、运动、摄盐情况等。⑤了解患者服药情况。

3.分类干预①对血压控制满意（收缩压<140 mmHg 且舒张压<90 mmHg）、无药物不良反应、无新发并发症或原有并发症无加重的患者，预约下一次随访。②对第一次出现血压控制不满意，即收缩压≥140mmHg 和（或）舒张压≥90 mmHg，或出现药物不良反应的患者，结合其服药依从性，必要时增加现用药物剂量、更换或增加不同类的降压药物，2周内随访。③对连续两次出现血压控制不满意或药物不良反应难以控制及出现新的并发症或原有并发症加重的患者，建议将其转诊到上级医院，2周内主动随访转诊情况。④对所有患者进行有针对性的健康教育，与患者一起制订生活方式改进目标并在下一次随访时评估进展。告诉患者出现哪些异常时应立即就诊。

4.健康体检对原发性高血压患者，每年进行一次较全面的健康检查，可与随访相结合。内容包括体温、脉搏、呼吸、血压、身高、体重、腰围、皮肤、浅表淋巴结、心脏、肺部、腹部等常规体格检查，并对口腔、视力、听力、运动功能等进行粗测判断。

五、糖尿病患者的保健与管理

糖尿病是当前威胁全球人类健康的最重要的慢性病之一，是社区常见病、多发病，其防治及管理是社区卫生服务面临的一项重要任务。糖尿病是一种由胰岛素分泌缺陷或胰岛素作用障碍所致的以高血糖为特征的代谢性疾病。持续高血糖与长期代谢紊乱等可导致全身组织器官，特别是眼、肾、心血管及神经系统的损害、功能障碍和衰竭。糖尿病分为4型：1型糖尿病、2型糖尿病、妊娠糖尿病和其他特殊类型糖尿病。其中，2型糖尿病约占90%，多见于中老年人，是由于胰岛素分泌功能下降和（或）胰岛素抵抗，胰岛素分泌相对不足。1型糖尿病多见于儿童和青少年，是免疫因素导致胰岛β细胞被破坏，从而导致胰岛素分泌缺乏，必须依赖外源性胰岛素以降低血糖。

【糖尿病的流行病学特点】

国际糖尿病联盟统计结果显示，2011 年全球糖尿病患者人数已达3.7亿，其中80%在发展中国家，估计到 2030 年全球将有近5.5亿糖尿病患者。2011年全球共有460万人死于糖尿病，当年糖尿病的全球医疗花费为4650 亿美元。糖尿病患病人数在中国和其他发展中国家快速增长，已给这些国家的社会和经济发展带来了沉重负担。改革开放前，我国是糖尿病患病率最低的国家之一。近 30 年来，我国糖尿病患病率显著增加。《中国居民营养与慢性病状况报告（2015年）》显示，18岁以上成人糖尿病患病率为9.7%。我国成为无可争议的糖尿病第一大国。

【糖尿病的危险因素】

1.可改变的危险因素可改变的危险因素包括肥胖和超重、不合理膳食、体力活动不足等。

（1）肥胖和超重肥胖和超重是2 型糖尿病的一个主要危险因素。研究发现，超重者2型糖尿病患病率显著高于非超重者，前者是后者的3~5倍。

（2）不合理膳食高能饮食是2 型糖尿病的重要危险因素之一，包括高热量、高脂肪、高胆固醇、高蛋白质、高糖和低纤维素饮食。

（3）体力活动不足研究发现，体力活动不足会增加糖尿病发病的危险。缺乏体力活动会导致超重或肥胖、高血压和高血脂；高血压和高血脂又与胰岛素抵抗有关。

2. 不可改变的危险因素不可改变的危险因素包括遗传、年龄、妊娠糖尿病等。

（1）遗传国内外研究普遍认为，糖尿病具有遗传倾向，表现为有明显的家族聚集现象。

（2）年龄糖尿病的发病率随着年龄的增长而逐渐升高。约 50%的 2 型糖尿病患者是在 55 岁以后发病。

（3）妊娠糖尿病曾经被诊断为妊娠糖尿病的女性或分娩了 4 000g 以上婴儿的女性，患糖尿病的机会大。

（三）糖尿病患者的健康管理

根据《国家基本公共卫生服务规范（2015 年版）》的要求，糖尿病患者的健康管理内容如下。

1. 筛查对工作中发现的 2 型糖尿病高危人群进行有针对性的健康教育，建议其每年至少测量一次空腹血糖，并接受医务人员的健康指导。

2. 随访评估对确诊的 2 型糖尿病患者，每年提供 4 次免费空腹血糖检测，至少进行 4 次面对面随访。①测量空腹血糖和血压，并评估是否存在危急情况，如出现空腹血糖≥16.7mmol/L 或血糖≤3.9mmol/L；收缩压≥180mmHg 和（或）舒张压≥110mmHg；有意识或行为改变、呼气有烂苹果样丙酮味、心悸、出汗、食欲减退、恶心、呕吐、多饮、多尿、腹痛、有深大呼吸、皮肤潮红；持续性心动过速（心率超过 100 次/min）；体温超过 39℃或有其他的突发异常情况，如视力突然骤降、妊娠期及哺乳期血糖高于正常等危险情况之一，或存在不能处理的其他疾病时，必须在处理后紧急转诊。对于紧急转诊者，乡镇卫生院、村卫生室、社区卫生服务中心（站）应在 2 周内主动随访转诊情况。②若不必紧急转诊，询问上次随访到此次随访期间的症状。③测量体重，计算体重指数，检查足背动脉搏动。④询问患者疾病情况和生活方式，包括心脑血管疾病、吸烟、饮酒、运动、主食摄入情况等。⑤了解患者服药情况。

3.分类干预①对血糖控制满意（空腹血糖<7.0 mmol/L），无药物不良反应、无新发并发症或原有并发症无加重的患者，预约下一次随访。②对第一次出现空腹血糖控制不满意（空腹血糖≥7.0 mmol/L）或药物不良反应的患者，结合其服药依从情况进行指导，必要时增加现有药物剂量、更换或增加不同类的降糖药物，2 周内随访。③对连续两次出现空腹血糖控制不满意或药物不良反应难以控制以及出现新的并发症或原有并发症加重的患者，建议其转诊到上级医院，2 周内主动随访转诊情况。④对所有患者进行针对性的健康教育，与患者一起制订生活方式改进目标并在下一次随访时评估进展。告诉患者出现哪些异常时应立即就诊。

4.健康体检对确诊的 2 型糖尿病患者，每年进行一次较全面的健康体检。体检可与随访相结合，内容包括体温、脉搏、呼吸、血压、身高、体重、腰围、皮肤、浅表淋巴结、心脏、肺部、腹部等常规体格检查，并对口腔、视力、听力、运动功能等进行粗测判断。

第四章　呼吸系统疾病病人的护理

第一节　肺炎

【概述】

肺炎（pneumonia）是指终末气道、肺泡和肺间质的炎症，可由病原微生物、理化因素等引起。尽管新的强效抗生素不断投入应用，但其发病率和病死率仍很高，其原因可能有：病原体变迁、病原学诊断困难、易感人群结构改变，如社会人口老龄化、吸烟人群的低龄化、医院获得性肺炎发病率增高、不合理应用抗生素引起细菌耐药性增高、部分人群贫困化加剧等。老年人、伴有基础疾病或免疫功能低下者，如COPD、应用免疫抑制剂、久病体衰、糖尿病、尿毒症、艾滋病等并发肺炎时病死率高。

【护理措施及依据】

1.体温过高

（1）休息与生活护理：发热病人应卧床休息，以减少氧耗量，缓解头痛、肌肉酸痛等症状。病房安静、环境适宜，室温为18～20℃，湿度50％～60 ％。做好口腔护理，鼓励病人经常漱口，口唇疱疹者局部涂抗病毒软膏，防止继发感染。

（2）饮食与补充水分：给予能提供足够热量、蛋白质和维生素的流质或半流质，以补充高热引起的营养物质消耗。鼓励病人多饮水，1～2L／d。轻症者无需静脉补液，失水明显者可遵医嘱静脉补液，保持血钠<145mmol／L，尿比重<1.020，补充因发热而丢失较多的水和盐，加快毒素排泄和热量散发，尤其是食欲差或不能进食者。心脏病或老年人应注意补液速度，避免过快导致急性肺水肿。

（3）降温护理：高热时可采用酒精擦浴、冰袋、冰帽等措施物理降温，以逐渐降温为宜，防止虚脱。儿童要预防惊厥，不宜用阿司匹林或其他解热药，以免大汗、脱水和干扰热象观察。病人出汗时，及时协助擦汗、更换衣服，避免受凉。

（4）病情观察：监测并记录生命体征，以便观察热型，协助医生明确诊断。重症肺炎不一定有高热，重点观察儿童、老年人、久病体弱者的病情变化。

（5）用药护理：遵医嘱使用抗生素，观察疗效和不良反应。应用头孢唑啉钠（先锋Ⅴ）可出现发热、皮疹、胃肠道不适等不良反应，偶见白细胞减少和丙氨酸氨基转移酶增高；喹诺酮类药（氧氟沙星、环丙沙星）偶见皮疹、恶心等；氨基糖苷类抗生素有肾、耳毒性，老年人或肾功能减退者，应特别注意观察是否有耳鸣、头昏、唇舌发麻等不良反应的出现。

2.清理呼吸道无效参见本章“咳嗽与咳痰”的护理。

3.潜在并发症：感染性休克

（1）病情监测：①生命体征：有无心率加快、脉搏细速、血压下降、脉压变小、体温上升或高热、呼吸困难等，必要时进行心电监护。②精神和意识状态：有无精神萎靡、表情淡漠、烦躁不安、神志模糊等。③皮肤、黏膜：有无发绀、肢端湿冷。④出入量：有无尿量减少，疑有休克应测每小时尿量及尿比重。⑤实验室检查：有无血气分析等指标的改变。

（2）感染性休克抢救配合：发现异常情况，立即通知医生，并备好物品，积极配合抢救。

1）体位：病人取仰卧中凹位，抬高头胸部 20°、抬高下肢约 30°，有利于呼吸和静脉血回流。

2）吸氧：给予高流量吸氧，维持 $PaO_2>60mmHg$，改善缺氧状况。

3）补充血容量：快速建立两条静脉通道，遵医嘱给予葡萄糖酐或平衡液以维持有效血容量，降低血液黏滞度，防止弥散性血管内凝血；有明显酸中毒可应用5%碳酸氢钠静滴，因其配伍禁忌较多，宜单独输入。随时监测病人一般情况、血压、尿量、尿比重、血细胞比容等；监测中心静脉压，作为调整补液速度的指标，中心静脉压<5cmH_2O可放心输液，达到10cmH_2O应慎重，输液不宜过快，以免诱发急性心力衰竭。下列证据提示血容量已补足：口唇红润、肢端温暖、收缩压>90mmHg、尿量>30ml/h以上。如血容量已补足，尿量<400ml/d，比重<1.018，应及时报告医生，注意有无急性肾衰竭。

4）用药护理：①遵医嘱输入多巴胺、间羟胺（阿拉明）等血管活性药物。根据血压调整滴速，以维持收缩压在90～100mmHg为宜，保证重要器官的血液供应，改善微循环。输注过程中注意防止液体溢出血管外，引起局部组织坏死和影响疗效。②联合使用广谱抗菌药物控制感染时，应注意药物疗效和不良反应。

第二节　支气管扩张

【概述】

支气管扩张（bronchiectasis）是指直径大于2mm的支气管由于管壁的肌肉和弹性组织破坏引起的慢性异常扩张。临床特点为慢性咳嗽，咳大量脓性痰和（或）反复咯血。病人多有童年麻疹、百日咳或支气管肺炎等病史。由于生活条件的改善，麻疹和百日咳疫苗的预防接种及抗生素的应用等，本病的发病率已明显减少。

【护理措施及依据】

1.清理呼吸道无效　与痰多黏稠和无效咳嗽有关。

（1）休息和环境：急性感染或病情严重者应卧床休息。保持室内空气流通，维持适宜的温湿度，注意保暖。

（2）饮食护理：提供高热量、高蛋白质、富含维生素饮食，避免冰冷食物诱发咳嗽，少食多餐。指导病人在咳痰后及进食前后用清水或漱口液漱口，保持口腔清洁，促进食欲。鼓励病人多饮水，每天 1 500ml 以上。充足的水分可稀释痰液，利于排痰。合并充血性心力衰竭或肾脏疾病者应指导病人低盐饮食。

（3）病情观察：观察痰液的量、颜色、性质、气味和与体位的关系，痰液静置后是否有分层现象，记录 24 小时痰液排出量。观察咯血的颜色、性质及量。病情严重者需观察病人缺氧情况，是否有发绀、气促等表现。注：卷病人有无发热、消瘦、贫血等全身症状。

（4）体位引流：体位引流是利用重力作用促使呼吸道分泌物流入气管、支气管排出体外。①引流前准备：向病人解释体位引流的目的、过程和注意事项，监测生命体征和肺部听诊，明确病变部位。引流前 15 分钟遵医嘱给予支气管扩张剂（如有条件可使用雾化器或手按定量吸入器）。备好排痰用纸巾或扔弃去的一次性容器。②引流体位：引流体位的选择取决于分泌物潴留的部位和病人的耐受程度。原则上抬高患部位置，引流支气管开口向下，有利于潴留的分泌物随重力作用流入支气管和气管排出。首先引流上叶，然后引流下叶后基底段。如果病人不能耐受，应及时调整姿势。头外伤、胸部创伤、咯血、严重心血管疾病和病人状况不稳定者，不敢采用头低位进行体位引流。③引流时间：根据病变部位、病情和病人状况，每天 1～3 次，每次 15～20min。一般于饭前 1h，饭后或鼻饲后 1～3h 进行。④引流的观察：引流时应有护士或家人协助，观察病人有无出汗、脉搏细弱、头晕、疲劳、面色苍白等症状，评估病人对体位引流的耐受程度，如病人出现心率超过 120 次 / 分、心律失常、高血压、低血压、眩晕或发绀，应立即停止引流并通知医生。在体位引流过程中，鼓励并指导病人做腹式深呼吸，辅以胸部叩击或震荡等措施。协助病人保持引流体位进行咳嗽，也可取坐位以产生足够的气流促使分泌物排出。提高引流效果。⑤引流后护理：体位引流结束后，帮助病人采取舒适体位，弃掉污物。给予清水或漱口剂漱口，保持口腔清洁，减少呼吸道感染的机会。观察病人咳痰的情况，如性质、量及颜色，并记录。听诊肺部呼吸音的改变，评价体位引流的效果。

（5）用药护理：按医嘱使用抗生素、祛痰剂和支气管舒张药，指导病人掌握药物的疗效、剂量、用法和不良反应。必要时通知医生。

2.潜在并发症：大咯血、窒息。

（1）专人护理：安排专人护理并安慰病人。保持口腔清洁、舒适，咯血后为病人漱口，擦净血迹，防止因口咽部异味刺激引起剧烈咳嗽而诱发再度咯血。及时清理病人咯出的血块及污染的衣物、被褥，有助于稳定情绪，增加安全感，避免因精神过度紧张，而加重病情。对精神极度紧张、咳嗽剧烈的病人，可建议给予小剂量镇静剂或镇咳剂。

（2）休息与卧位：小量咯血者以静卧休息为主，大量咯血病人绝对卧床休息。取患侧位，可减少患侧活动度，既防止病灶向健侧扩散，同时有利于健侧肺的通气功能。尽量避免搬动病人，以减少肺活动度。

（3）保持呼吸道通畅：痰液黏稠无力咳出者，可经鼻腔吸痰。重症病人在吸痰前后应适当提高吸氧浓度，以防吸痰引起低氧血症。应将气管内痰液和积血轻轻咳出，保持气道通畅。咯血时轻轻拍击健侧背部，嘱病人不要屏气，以免诱发喉头痉挛，使血液引流不畅形成血块，导致窒息。

（4）饮食护理：大量咯血者应禁食；小量咯血者宜进少量温、凉流质饮食，因过冷或过热食物均易诱发或加重咯血；多饮水，多食富含纤维素食物，以保持大便通畅，避免排便时腹压增加而引起再度咯血。

（5）监测病史：密切观察病人咯血的量、颜色、性质及出血的速度，生命体征及意识状态的变化；有无胸闷、气促、呼吸困难、发绀、面色苍白、出冷汗、烦躁不安等窒息征象；有无阻塞性肺不张、肺部感染及休克等并发症的表现。

（6）窒息的抢救：对大咯血及意识不清的病人，应在病床旁备好急救器械，一旦病人出现窒息征象，应立即取头低脚高45°俯卧位，面部侧向一边，轻拍背部，迅速排出在气道和口咽部的血块，或直接刺激咽部以咳出血块。必要时用吸痰管进行机械吸引，并给予高浓度吸氧。做好气管插管或气管切开的准备与配合工作，以解除呼吸道阻塞。

（7）用药护理：①垂体后叶素可收缩小动脉，减少肺血流量，从而减轻咯血。但也能引起子宫、肠道平滑肌收缩和冠状动脉收缩，故冠心病、高血压病人及孕妇忌用。静滴时速度勿过快，以免引起恶心、便意、心悸、面色苍白等不良反应。②对年老体弱、肺功能不全者应用镇静剂和镇咳药后，注意观察呼吸中枢和咳嗽反射受抑制情况，以早期发现因呼吸抑制导致的呼吸衰竭和使血块不能咯出而发生窒息。

第三节　慢性阻塞性肺疾病

【概述】

慢性阻塞性肺疾病（COPD）是一种具有气流受限特征的肺部疾病，气流受限不完全可逆，呈进行性发展。COPD 是呼吸系统疾病中的常见病和多发病，其患病率和死亡率高。在世界上，COPD 的死亡率居所有死因的第 4 位，且有逐年增加之势。COPD 造成巨大的社会经济负担，有研究显示，至 2020 年，COPD 将成为世界疾病经济负担的第 5 位。美国男性成人 COPD 者占 4%～6%，女性占 1%～3%。1992 年对我国北部及中部地区农村 102 230 成人调查结果显示，COPD 的患病率占 15 岁以上人群的 3%。

COPD 与慢性支气管炎及肺气肿密切相关。慢性支气管炎（简称慢支）是指支气管壁的慢性、非特异性炎症。如病人每年咳嗽、咳痰达 3 个月以上，连续 2 年或以上，并排除其他已知原因的慢性咳嗽，即可诊为慢性支气管炎。肺气肿是指肺部终末细支气管远端气腔出现异常持久的扩张，并伴有肺泡壁和细支气管的破坏而无明显肺纤维化。当慢性支气管炎和（或）肺气肿病人肺功能检查出现气流受限并且不能完全可逆时，则诊断为 COPD。如病人只有慢性支气管炎和（或）肺气肿，而无气流受限，则不能诊断 COPD，而视为 COPD 的高危期。

支气管哮喘也具有气流受限，但支气管哮喘是一种特殊的气道炎症性疾病，其气流受限具有可逆性，故不属于 COPD。

【护理措施及依据】

1.气体交换受损　与气道阻塞、通气不足、呼吸肌疲劳、分泌物过多和肺泡呼吸面积减少有关。

（1）休息与活动：病人采取舒适的体位，晚期病人宜采取身体前倾位，使辅助呼吸肌参与呼吸。视病情安排适当的活动量，活动以不感到疲劳、不加重症状为宜。室内保持合适的温湿度，冬季注意保暖，避免直接吸入冷空气。

（2）病情观察：观察咳嗽、咳痰，呼吸困难的程度，监测动脉血气分析和水、电解质、酸碱平衡情况。

（3）氧疗护理：呼吸困难伴低氧血症者，遵医嘱给予氧疗。一般采用鼻导管持续低流量吸氧，氧流量 1～2L / min，应避免吸入氧浓度过高而引起二氧化碳潴留。提倡进行每天持续 1 5h 以上的长期家庭氧疗。长期持续低流量吸氧不但能改善缺氧症状，还有助于降低肺循环阻力，减轻肺动脉高压和右心负荷。氧疗有效的指标：病人呼吸困难减轻、呼吸频率减慢、发绀减轻、心率减慢、活动耐力增加。

（4）用药护理：遵医嘱应用抗生素、支气管舒张药和祛痰药物，注意观察疗效及不良反应。

（5）呼吸功能锻炼：COPD 病人需要增加呼吸频率来代偿呼吸困难，这种代偿多数是依赖于辅助呼吸肌参与呼吸，即胸式呼吸，而非腹式呼吸。然而胸式呼吸的有效性低于腹式呼吸，病人容易疲劳。因此，护理人员应指导病人进行缩唇呼气、腹式呼吸、膈肌起搏（体外膈神经电刺激）、吸气阻力器等呼吸锻炼，以加强胸、膈呼吸肌肌力和耐力，改善呼吸功能。

1)缩唇呼吸:缩唇呼吸的技巧是通过缩唇形成的微弱阻力来延长呼气时间，增加气道压力，延缓气道塌陷。病人闭嘴经鼻吸气，然后通过缩唇（吹口哨样）

缓慢呼气，同时收缩腹，吸气与呼气时间比为1：2或1：3。缩唇大小程度与呼气流量，以能使距口唇15～20cm处，与口唇等高点水平的蜡烛火焰随气流倾斜又不至于熄灭为宜。

2）膈式或腹式呼吸：病人可取立位、平卧位或半卧位，两手分别放于前胸部和上腹部。用鼻缓慢吸气时，膈肌最大程度下降，腹肌松弛，腹部凸出，手感到腹部向上抬起。呼气时用口呼出，腹肌收缩，膈肌松弛，膈肌随腹腔内压增加而上抬，推动肺部气体排出，手感到腹部下降。

另外，可以在腹部放置小枕头、杂志或书锻炼腹式呼吸。如果吸气时，物体上升，证明是腹式呼吸。缩唇呼吸和腹式呼吸每天训练3～4次，每次重复8～10次。腹式呼吸需要增加能量消耗，因此指导病人只能在疾病恢复期如出院前进行训练。

2.清理呼吸道无效　与分泌物增多而黏稠、气道湿度减低和无效咳嗽有关。

（1）病情观察：密切观察咳嗽咳痰的情况，包括痰液的颜色、质量及性状，以及咳痰是否顺畅。

（2）用药护理：注意观察药物疗效和不良反应。①止咳药：可因有麻醉性中枢镇咳作用，有恶心、呕吐、便秘等不良反应，可能会成瘾，并因抑制咳嗽而加重呼吸道阻塞。喷托维林是非麻醉性中枢镇咳药，不良反应有口干、恶心、腹胀、头痛等。②祛痰药：溴己新偶见恶心、转氨酶增高，胃溃疡者慎用。盐酸氨溴索是润滑性祛痰药，不良反应较轻。

（3）保持呼吸道通畅：指导痰多黏稠、难咳的病人多饮水，以达到湿化气道，稀释痰液的目的。也可遵医嘱每天进行超声雾化吸入。指导病人有效咳痰，如晨起时咳嗽，排除夜间聚积在肺内的痰液，就寝前咳嗽排痰有利于病人的睡眠。咳嗽时，病人取坐位，头略前倾，双肩放松，屈膝，前臂垫枕，如有可能应使双足着地，从而有利于胸腔的扩展，增加咳痰的有效性。咳痰后恢复坐位，进行放松性深呼吸。让病人充分休息并注意口腔护理。COPD病人容易疲劳，充分休息对有效咳痰十分必要。护士或家属协助给予胸部叩击和体位引流，有利于分泌物的排出。也可用特制的按摩器协助排痰。

3.焦虑与健康状况的改变、病情危重、经济状况有关。

COPD病人因长期患病，社会活动减少，经济收入降低等，极易形成焦虑和压抑的心理状态，失去自信，躲避生活。由于经济原因，病人可能无法按医嘱常规使用某些药物，只能在病情加重时应用。护理人员应详细了解病人及其家庭对疾病的态度，关心体贴病人，了解病人心理、性格、生活方式等方面因患病而发生的变化，与病人和家属共同制定和实施康复计划，消除诱因、定期进行呼吸肌功能锻炼、合理用药等，减轻症状，增强战胜疾病的信心。对表现焦虑的病人，教会病人缓解焦虑的方法，如听轻音乐、下棋、做游戏等娱乐活动，以分散注意力，减轻焦虑。

第四节 慢性肺源性心脏病

【概述】

慢性肺源性心脏病（chronic pulmonary hcart disease）简称慢性肺心病，是由于肺组织、肺血管或胸廓的慢性病变引起肺组织结构和（或）功能异常，产生肺血管阻力增加，肺动脉压力增高，使右心室扩张和（或）肥厚，伴或不伴右心功能衰竭的心脏病，并排除先天性心脏病和左心病变引起者。慢性肺心病是我国呼吸系统的常见病，患病年龄多在40岁以上，且患病率随年龄增长而增高，男女无明显差异，但有地区差异，东北、西北、华北的患病率高于南方地区，农村高于城市。吸烟者比不吸烟者患病率明显增高。冬春季节和气候骤变时，易出现急性发作。

【护理措施及依据】

1.气体交换受损与低氧血症、二氧化碳潴留、肺血管阻力增高有关。

2.清理呼吸道无效与呼吸道感染、痰液过多而黏稠有关。

3.活动无耐力与心、肺功能减退有关。

（1）休息与活动：让病人了解充分休息有助于心肺功能的恢复。在心肺功能失代偿期，应绝对卧床休息，协助采取舒适体位，如半卧位或坐位，以减少机体耗氧量，促进心肺功能的恢复，减慢心率和减轻呼吸困难。代偿期以量力而行、循序渐进为原则，鼓励病人进行适量活动，活动量以不引起疲劳、不加重症状为度。对于卧床病人，应协助定时翻身、更换姿势，并保持舒适体位。依据病人的耐受能力指导病人在床上进行缓慢的肌肉松弛活动，如上肢交替前伸、握拳，下肢交替抬离床面，使肌肉保持紧张5s后，松弛平放床上。鼓励病人进行呼吸功能锻炼，提高活动耐力。

（2）减少体力消耗：指导病人采取既有利于气体交换又能节省能量的姿势，如站立时，背倚墙，使膈肌和胸廓松弛，全身放松。坐位时凳高合适，两足正好平放在地，身体稍向前倾，两手摆在双腿上或趴在小桌上，桌上放软枕，使病人胸椎与腰椎尽可能在一直线上。卧位时抬高床头，并略抬高床尾，使下肢关节轻度屈曲。

（3）病情观察：观察病人的生命体征及意识状态；注意有无发绀和呼吸困难，极其严重程度；观察有无心悸、胸闷、腹胀、尿量减少、下肢水肿等右心衰竭的表现；定期监测动脉血气分析，密切观察病人有无头痛、烦躁不安、神志改变等肺性脑病的表现。

4.体液过多　与心排血量减少、肾血流灌注量减少有关。

（1）皮肤护理：注意观察全身水肿情况、有无压疮发生。因肺心病病人常有营养不良，身体下垂部位水肿，若长期卧床，极易形成压疮。指导病人穿宽松、柔软的衣服；定时更换体位，受压处垫气圈或海绵垫，或使用气垫床。

（2）饮食护理：给予高纤维素、易消化清淡饮食，防止因便秘、腹胀而加重呼吸困难。避免含糖高的食物，以免引起痰液黏稠。如病人出现水肿、腹水或尿少时，应限制钠水摄入，钠盐<3g／d，水分<1 500ml／d。每天热量摄入至少达到125kJ／蝇（30kcal／b），其中蛋白质为1.0～1.5g／(kg·d)，因碳水

化合物可增加CO_2生成量，增加呼吸负担，故一般碳水化合物≤60％。少食多餐，减少用餐时的疲劳，进餐前后漱口，保持口腔清洁，促进食欲。必要时遵医嘱静脉补充营养。

（3）用药护理：①对二氧化碳潴留、呼吸道分泌物多的重症病人慎用镇静剂、麻醉药、催眠药，如必须用药，使用后注意观察是否有抑制呼吸和咳嗽反射的情况出现。②应用利尿剂后易出现低钾、低氯碱性中毒而加重缺氧，过度脱水引起血液浓缩、痰液黏稠不易排出等不良反应，应注意观察及预防。使用排钾利尿剂时，督促病人遵医嘱补钾。利尿剂尽可能在白天给药，避免夜间频繁排尿而影响病人睡眠。③使用洋地黄类药物时，应询问有无洋地黄用药史，遵医嘱准确用药，注意观察药物毒性反应。④应用血管扩张剂时，注意观察病人心率及血压情况。血管扩张药在扩张肺动脉的同时也扩张体动脉，往往造成体循环血压下降，反射性心率增快、氧分压下降、二氧化碳分压上升等不良反应。⑤使用抗生素时，注意观察感染控制的效果、有无继发性感染。

5.潜在并发症：肺性脑病。

（1）休息和安全：病人绝对卧床休息，呼吸困难者取半卧位，有意识障碍者，予床栏及约束带进行安全保护，必要时专人护理。

（2）病情观察：定期监测动脉血气分析，密切观察病情变化，出现头痛、烦躁不安、表情淡漠、神志恍惚、精神错乱、嗜睡和昏迷等症状时，及时通知医生并协助处理。

（3）吸氧护理：持续低流量、低浓度给氧，氧流量1～2L / min，浓度在25％～29％。防止高浓度吸氧抑制呼吸，加重二氧化碳潴留，导致肺性脑病。

（4）用药护理：遵医嘱应用呼吸兴奋剂，观察药物的疗效和不良反应。出现心悸、呕吐、震颤、惊厥等症状，立即通知医生。

第五章 循环系统疾病护理

第一节 心律失常

【概述】

心律失常（cardiac dysrhythmia）是指心脏冲动的频率、节律、起源部位、传导速度与激动次序的异常。

【护理措施及依据】

1.活动无耐力 与心律失常导致心排血量减少有关。

（1）体位与休息：嘱病人当心律失常发作导致胸闷、心悸、头晕等不适时采取高枕卧位、半卧位或其他舒适体位，尽量避免左侧卧位，因左侧卧位时病人常能感觉到心脏的搏动而使不适感加重。做好心理护理，保持情绪稳定，必要时遵医嘱给予镇静剂，保证病人充分的休息与睡眠。

（2）给氧：伴呼吸困难、发绀等缺氧表现时，给予2～4L／min氧气吸入。

（3）制定活动计划：评估病人心律失常的类型及临床表现，与病人及家属共同制定活动计划。对无器质性心脏病的良性心律失常病人，鼓励其正常工作和生活，建立健康的生活方式，保持心情舒畅，避免过度劳累。窦性停搏、第二度Ⅱ型或第三度房室传导阻滞、持续性室性心动过速等严重心律失常病人应卧床休息，以减少心肌耗氧量。卧床期间加强生活护理。

（4）用药护理：严格遵医嘱按时按量给予抗心律失常药物，静注时速度宜慢（腺苷除外），一般5～15min内注完，静滴药物时尽量用输液泵调节速度。观察病人意识和生命体征，必要时监测心电图，注意用药前、用药过程中及用药后的心率、心律、PR间期、QT间期等的变化，以判断疗效和有无不良反应。常用抗心律失常药物的不良反应举例见表2-4。

2.潜在并发症：猝死。

（1）评估危险因素：评估引起心律失常的原因，如有无冠心病、心力衰竭、心肌病、心肌炎、药物中毒等，有无电解质紊乱和低氧血症、酸碱平衡失调等。

（2）心电监护（cardiac monitoring）：对严重心律失常者，应持续心电监护，严密监测心率、心律、心电图、生命体征、血氧饱和度变化。发现频发（每分钟在 5 次以上）、多源性、成对的或呈 R-on-T 现象的室性期前收缩，阵发性室性心动过速，窦性停搏，第二度Ⅱ型或第三度房室传导阻滞等，立即报告医生。安放监护电极前注意清洁皮肤，用乙醇棉球去除油脂，电极放置部位应避开胸骨右缘及心前区，以免影响做心电图和紧急电复律；1～2 天更换电极片 1 次或电极片松动时随时更换，观察有无皮肤发红、发痒等过敏反应。

（3）配合抢救：建立静脉通道，备好抗心律失常药物及其他抢救药品、除颤器、临时起搏器等。及时遵医嘱给予药物治疗：如心率显著缓慢的病人可先给予阿托品、异丙肾上腺素等药物；对其他快速性心律失常者可予抗心律失常药物。必要时配合临时心脏起搏或电复律，详见本章“心脏起搏治疗、心脏电复律”。一旦发生猝死的表现如意识突然丧失、抽搐、大动脉搏动消失、呼吸停止，立即进行抢救，详见第五节“心搏骤停与心脏性猝死”的处理。

3. 有受伤的危险　与心律失常引起的头晕、晕厥有关。

（1）评估危险因素：向病人及知情者询问病人晕厥发作前有无诱因及先兆症状，了解晕厥发作时的体位、晕厥持续时间、伴随症状等。必要时心电监护，动态观察心律失常的类型。

（2）休息与活动：有头晕、晕厥发作或曾有跌倒病史者应卧床休息，加强生活护理。嘱病人避免单独外出，防止意外。

（3）避免诱因：嘱病人避免剧烈活动、情绪激动或紧张、快速改变体位等，一旦有头晕、黑蒙等先兆时立即平卧，以免跌伤。

（4）遵医嘱给予治疗：如心率显著缓慢的病人可予阿托品、异丙肾上腺素等药物或配合人工心脏起搏治疗；对其他心律失常病人可遵医嘱给予抗心律失常药物。

第二节 心脏瓣膜病

【概述】

心脏瓣膜病（valvular heart disease）是由于炎症、缺血性坏死、退行性改变、黏液瘤样变性、先天性畸形、创伤等原因引起的单个或多个瓣膜（包括瓣环、瓣叶、腱索、乳头肌等）的功能或结构异常，导致瓣口狭窄和（或）关闭不全。心室扩大和主、肺动脉根部严重扩张也可产生相应房室瓣和半月瓣的相对性关闭不全。二尖瓣最常受累，约占70%，二尖瓣并主动脉瓣病变者占20%～30%，单纯主动脉瓣病变约占2%～5%，而三尖瓣和肺动脉瓣病变者少见。

风湿性心脏瓣膜病（rhematic valvular heart disease）简称风心病，是风湿性炎症过程所致的瓣膜损害。风心病主要累及40岁以下人群，女性多于男性。我国风心病的人群患病率已有所下降，但仍是常见的心脏病之一，而老年人的瓣膜钙化和瓣膜黏液瘤样变性在我国日益增多。本节重点介绍风湿性炎症引起的二尖瓣病变和主动脉瓣病变。

【护理措施及依据】

1.体温过高与风湿活动、并发感染有关。

（1）病情观察：测量体温，每4小时1次，注意热型，以协助诊断。观察有无风湿活动的表现，如皮肤环形红斑、皮下结节、关节红肿及疼痛不适等。体温超过38.5℃时给予物理降温或遵医嘱给予药物降温，半小时后测量体温并记录降温效果。

（2）饮食与休息：给予高热量、高蛋白、高维生素易消化饮食，以促进机体恢复。卧床休息，限制活动量，以减少机体消耗。协助生活护理，出汗多的病人应勤换衣裤、被褥，防止受凉。待病情好转，实验室检查正常后再逐渐增加活动。

（3）用药护理：遵医嘱给予抗生素及抗风湿药物治疗。苄星青霉素溶解后为白色乳剂，若按一般的肌注方法针头易堵塞，冬季天气寒冷时尤其如此。操作时应选择9号针头，用8～10ml生理盐水稀释后，更换注射针头，勿排气，快速肌注。阿司匹林可导致胃肠道反应、牙龈出血、血尿、柏油样便等不良反应，应饭后服药并观察有无出血。

2.潜在并发症：心力衰竭。

（1）避免诱因：积极预防和控制感染，纠正心律失常，避免劳累和情绪激动等诱因，以免发生心力衰竭。

（2）心力衰竭的观察与处理：监测生命体征，评估病人有无呼吸困难、乏力、食欲减退、少尿等症状，检查有无肺部湿啰音、肝大、下肢水肿等体征。一旦发生则按心衰进行护理。

3.潜在并发症：栓塞。

（1）评估栓塞的危险因素：阅读超声心动图报告，注意有无心房、心室扩大及附壁血栓；心电图有无异常，尤其是有无心房颤动；是否因心力衰竭而活动减少、长期卧床。

（2）遵医嘱用药：如抗心律失常、抗血小板聚集的药物，预防附壁血栓形成和栓塞。

（3）休息与活动：左房内有巨大附壁血栓者应绝对卧床休息，以防脱落造成其他部位栓塞。病情允许时应鼓励并协助病人翻身、活动下肢、按摩及用温水泡脚或下床活动，防止下肢深静脉血栓形成。

（4）栓塞的观察与处理：密切观察有无栓塞征象，详见第九节“感染性心内膜炎”的护理。一旦发生，立即报告医生并协助处理。

第三节 感染性心内膜炎

【概述】

感染性心内膜炎（infective endocarditis，IE）为心脏内膜表面的微生物感染，伴赘生物形成。赘生物为大小不等、形状不一的血小板和纤维素团块，内含大量微生物和少量炎症细胞，瓣膜为最常受累部位。根据病程分为急性和亚急性。急性感染性心内膜炎的特征为：①中毒症状明显；②病程进展迅速，数天至数周引起瓣膜破坏；③感染迁移多见；④病原体主要为金黄色葡萄球菌。亚急性感染性心内膜炎的特征为：①中毒症状轻；②病程数周至数月；③感染迁移少见；④病原体以草绿色链球菌多见，其次为肠球菌。感染性心内膜炎又可分为自体瓣膜、人工瓣膜和静脉药瘾者的心内膜炎。

【护理措施及依据】

1.体温过高与感染有关。

（1）观察体温及皮肤黏膜变化：动态监测体温变化情况，每4～6小时测量体温1次并准确绘制体温曲线，判断病情进展及治疗效果。评估病人有无皮肤瘀点、指（趾）甲下线状出血、Osler结节和Janeways损害等及消退情况。

（2）正确采集血标本：告知病人及家属为提高血培养结果的准确率，需多次采血，且采血量较多，在必要时甚至需暂停抗生素，以取得理解和配合。对于未经治疗的亚急性病人，应在第1天每间隔1h采血1次，共3次。如次日未见细菌生长，重复采血3次后，开始抗生素治疗。已用过抗生素者，停药2～7天后采血。急性病人应在入院后立即安排采血，在3h内每隔1h采血1次，共取3次血标本后，按医嘱开始治疗。本病的菌血症为持续性，无需在体温升高时采血。每次采血10～20ml，同时做需氧和厌氧培养。

（3）饮食护理：给予清淡、高蛋白、高热量、高维生素、易消化的半流质或软食，以补充发热引起的机体消耗。鼓励病人多饮水，做好口腔护理。有心力衰竭征象的病人按心力衰竭病人饮食进行指导。贫血病人服用铁剂时饮食注意事项见第六章第三节“贫血”的护理。

（4）发热护理：高热病人卧床休息，注意病室的温度和湿度适宜。可予以冰袋物理降温，并记录降温后的体温变化。出汗较多时可在衣服与皮肤之间垫以柔软毛巾，便于潮湿后及时更换，增加舒适感，并防止因频繁更衣而导致病人受凉。

（5）抗生素应用的护理：遵医嘱应用抗生素治疗，观察药物疗效、可能产生的不良反应，并及时报告医生。告知病人抗生素是治疗本病的关键，病原菌隐藏在赘生物内和内皮下，需坚持大剂量长疗程的抗生素治疗才能杀灭。严格按时间用药，以确保维持有效的血药浓度。注意保护静脉，可使用静脉留置针，避免多次穿刺增加病人痛苦。

2.潜在并发症：栓塞。

心脏超声可见巨大赘生物的病人，应绝对卧床休息，防止赘生物脱落。观察病人有无栓塞征象，重点观察瞳孔、神志、肢体活动及皮肤温度等。当病人突然出现胸痛、气急、发绀和咯血等症状，要考虑肺栓塞的可能；出现腰痛、血尿等考虑肾栓塞的可能；当病人出现神志和精神改变、失语、吞咽困难、肢体功能障碍、瞳孔大小不对称，甚至抽搐或昏迷征象时，警惕脑血管栓塞的可能；当出现肢体突发剧烈疼痛，局部皮肤温度下降，动脉搏动减弱或消失要考虑外周动脉栓塞的可能。出现可疑征象，应及时报告医生并协助处理。

第四节 心导管检查术

【概述】

心导管检查是通过心导管插管术（cardiac catheterization）进行心脏各腔室、瓣膜与血管的构造及功能的检查，包括右心导管检查与选择性右心造影、左心导管检查与选择性左心造影，是一种非常有价值的诊断方法。其目的是明确诊断心脏和大血管病变的部位与性质、病变是否引起了血流动力学改变及其程度，为采用介入性治疗或外科手术提供依据。

【适应证】

1. 需做血流动力学检测者，从静脉置入漂浮导管至右心及肺静脉。

2. 先天性心脏病，特别是有心内分流的先心病诊断。

3. 心内电生理检查。

4. 室壁瘤需了解瘤体大小与位置以决定手术指征。

5. 静脉及肺动脉造影。

6. 选择性冠状动脉造影术。

7. 心肌活检术。

【禁忌证】

1. 感染性疾病，如感染性心内膜炎、败血症、肺部感染等。

2. 严重心律失常及严重的高血压未控制者。

3. 电解质紊乱，洋地黄中毒。

4. 有出血倾向者，现有出血疾病者或正在进行抗凝治疗者。

5. 外周静脉血栓性静脉炎者。

6. 严重肝肾损害者。

【方法】

一般采用 seldinger 经皮穿刺法，局麻后自股静脉、上肢贵要静脉或锁骨下静脉（右心导管术）或股动脉（左心导管术）插入导管到达相应部位。连续测量并记录压力，必要时采血行血气分析。插入造影导管至相应部位，注入造影剂，进行造影。

【护理】

1. 术前准备

（1）向病人及家属介绍手术的方法和意义、手术的必要性和安全性，以解除思想顾虑和精神紧张，必要时手术前夜口服地西泮5mg，保证充足的睡眠。

（2）指导病人完成必要的实验室检查（血尿常规、血型、出凝血时间、血电解质、肝肾功能）、胸片、超声心动图等。

（3）根据需要行双侧腹股沟及会阴部或上肢、锁骨下静脉穿刺术区备皮及清洁皮肤。

（4）青霉素皮试及造影剂碘过敏试验。

（5）穿刺股动脉者应检查两侧足背动脉搏动情况并标记，以便于术中、术后对照观察。

（6）训练病人床上排尿。

（7）指导病人衣着舒适，术前排空膀胱。

（8）术前不需禁食，术前一餐饮食以六成饱为宜，可进食米饭、面条等，不宜喝牛奶、吃海鲜和油腻食物，以免术后卧床出现腹胀或腹泻。

2.术中配合

（1）严密监测生命体征、心律、心率变化，准确记录压力数据，出现异常及时通知医生并配合处理。

（2）因病人采取局麻，在整个检查过程中神志始终是清醒的，因此，尽量多陪伴在病人身边，多与病人交谈，分散其注意力，以缓解对陌生环境和仪器设备的紧张焦虑感等。同时告知病人出现任何不适应及时告诉医护人员。

（3）维持静脉通路通畅，准确及时给药。

（4）准确递送所需各种器械，完成术中记录。

（5）备齐抢救药品、物品和器械，以供急需。

3.术后护理

（1）卧床休息，穿刺侧肢体制动10～12h，卧床期间做好生活护理。

（2）静脉穿刺者以1kg沙袋加压伤口4～6h；动脉穿刺者压迫止血后进行

加压包扎，以 1kg 沙袋加压伤口 6h。观察动、静脉穿刺点有无出血与血肿，如有异常立即通知医生。检查足背动脉搏动情况，比较两侧肢端的颜色、温度、感觉与运动功能情况。

（3）监测病人的一般状态及生命体征。观察术后并发症，如心律失常、空气栓塞、出血、感染、热原反应、心脏压塞、心脏壁穿孔等。

（4）常规应用抗生素，预防感染。

第六章　消化系统疾病病人的护理

第一节　胃癌

【概述】

胃癌（gastric carcinoma）是人类常见的恶性肿瘤，居全球肿瘤发病和癌症死亡率的第二位。其发病率在不同年龄、各国家地区和种族有较大差异。男性胃癌的发病率和死亡率均高于女性，男女之比约为2：1，发病年龄以中老年居多，55～70岁为高发年龄段。一般而言，有色人种比白种人易患本病。日本、智利、俄罗斯和爱尔兰为高发区，而北美、西欧、澳大利亚和新西兰发病率较低。我国的发病率亦较高，尤以西北地区发病率最高，中南和西南地区则较低。全国平均每年死亡率约为16／10万。

【护理措施及依据】

1.疼痛：腹痛与癌细胞浸润有关。

（1）观察疼痛特点：注意评估疼痛的性质、部位，是否伴有严重的恶心和呕吐、吞咽困难、呕血及黑便等症状。如出现剧烈腹痛和腹膜刺激征，应考虑发生穿孔的可能性，及时协助医师进行有关检查或手术治疗。

（2）止痛治疗的护理

1）药物止痛：遵医嘱给予相应的止痛药，目前治疗癌性疼痛的主要药物有：①非麻醉镇痛药（阿司匹林、吲哚美辛、对乙酰氨基酚等）；②弱麻醉性镇痛药（可待因、布桂嗪等）；③强麻醉性镇痛药（吗啡、哌替啶等）；④辅助性镇痛药（地西泮、异丙嗪、氯丙嗪等）。给药时应遵循WHO推荐的三阶梯疗法，即选用镇痛药必须从弱到强，先以非麻醉药为主，当其不能控制疼痛时依次加用弱麻醉性及强麻醉性镇痛药，并配以辅助用药，采取复合用药的方式达到镇痛效果。

2）病人自控镇痛（patient control analgesia，PCA）：该方法是用计算机化的注射泵，经由静脉、皮下或椎管内连续性输注止痛药，病人可自行间歇性给药。该方式用药灵活，可根据病人需要提供合适的止痛药物剂量、增减范围、间隔时间，从而做到个体化给药。可在连续性输注中间歇性地增加药，从而控制病人突发的疼痛，克服了用药的不及时性，减少了病人对止痛药的总需要量和对专业人员的依赖性，增加了病人自我照顾和对疼痛的自主控制能力。

（3）精神支持：病人在知晓自己的诊断后，预感疾病的预后不佳，加之躯体的痛苦，会出现愤怒、抑郁、焦虑，甚至绝望等负性心理反应，而病人的负性情绪又会加重其躯体不适。因此，护理人员应与病人建立良好的护患关系，运用倾听、解释、安慰等技巧与病人沟通，表示关心与体贴，并及时取得家属的配合，以避免自杀等意外的发生。耐心听取病人自身感受的叙述，并给予支持和鼓励。同时介绍有关胃癌治疗进展信息，提高病人治疗的信心；指导病人保持乐观的生活态度，用积极的心态面对疾病，树立战胜疾病、延长生存期的信心。此外，协助病人取得家庭和社会的支持，对稳定病人的情绪，也有不可忽视的作用。

（4）使用化疗药的护理：遵医嘱进行化学治疗，以抑制杀伤癌细胞，使疼痛减轻，病情缓解。具体用药护理参见第六章第五节“白血病”的护理。

（5）其他护理措施：参见本章“腹痛”的护理。

2.营养失调：低于机体需要量与胃癌造成吞咽困难、消化吸收障碍等有关。

（1）饮食护理：让病人了解充足的营养支持对机体恢复有重要作用，对能进食者鼓励其尽可能进食易消化、营养丰富的流质或半流质饮食。提供清洁的进食环境，并注意增加食物的色、香、味，增进病人的食欲。

（2）静脉营养支持：对贲门癌有吞咽困难者，中、晚期病人应按医嘱静脉输注高营养物质，以维持机体代谢需要。幽门梗阻时，可行胃肠减压，同时遵医嘱静脉补充液体。

（3）营养监测：定期测量体重，监测血清蛋白和血红蛋白等营养指标。

第二节 肠结核和结核性腹膜炎

【概述】

肠结核（intestinaltuberculosis）和结核性腹膜炎（tuberculous peritonitis）均由结核分枝杆菌感染所致。前者是由于结核分枝杆菌侵犯肠道引起的慢性特异性感染，后者则是由结核分枝杆菌侵犯腹膜引起的慢性弥漫性腹膜感染。过去我国肠结核和结核性腹膜炎均比较常见，近年的患病率均有逐渐下降趋势，但仍不少见。多见于中青年，女性较男性多见。

【护理措施及依据】

1. 疼痛：腹痛与肠结核、腹膜炎症及伴有盆腔结核或肠梗阻有关。

（1）观察腹痛特点：严密观察腹痛的性质、部位及伴随症状，正确评估病程进展状况。如果病人腹痛突然加重，压痛明显，或出现便血、肠鸣音亢进等，应考虑是否并发肠梗阻、肠穿孔或肠内出血等，及时协助医生采取抢救措施。

（2）疼痛的护理措施：参见本章“腹痛”的护理。

（3）抗结核治疗的护理：参见第一章第五节“肺结核”的护理。

2. 腹泻　与溃疡性肠结核、腹膜炎所致肠功能紊乱有关。

3. 营养失调：低于机体需要量与结核分枝杆菌毒性作用、消化吸收功能障碍有关。

（1）饮食护理：由于结核病是一种慢性消耗性疾病，只有保证充足的营养供给，提高机体抵抗力，才能促进疾病的痊愈。因此，应向病人及家属解释营养对治疗结核病的重要性，并与其共同制定饮食计划。应给予高热量、高蛋白、高维生素而又易于消化的食物。腹泻明显的病人应少食乳制品以及富含脂肪和粗纤维的食物，以免加快肠蠕动。

（2）静脉营养供给：对于严重营养不良的病人，应协助医生进行静脉营养治疗，以满足机体代谢需要。

（3）营养监测：每周测量病人的体重，并监测有关营养指标，以评价其营养状况。

第三节 肝硬化

【概述】

肝硬化（cirrhosis of liver）是一种由不同病因引起的慢性进行性弥漫性肝病。病理特点为广泛的肝细胞变性坏死、再生结节形成、结缔组织增生，正常肝小叶结构破坏和假小叶形成，致使肝内血循环紊乱，加重肝细胞营养障碍。临床主要表现为肝功能损害和门静脉高压，可有多系统受累，晚期出现消化道出血、肝性脑病、感染等严重并发症。

肝硬化是常见疾病和主要死因之一。在我国，本病的年发病率为 17 / 10 万；病人以青壮年男性多见，35～48 岁为发病高峰年龄，男女比例约为 3.6～8：1；病毒性肝炎为主要病因。据国外报道，肝硬化在总人口死因中位居第九，在 35～54 岁年龄组死因中位居第四；40～60 岁为发病高峰年龄，男女比例约为 2：1；病因则以酒精中毒居多。

【护理措施及依据】

1. 营养失调：低于机体需要量

（1）饮食护理：既保证饮食营养又遵守必要的饮食限制是改善肝功能、延缓病情进展的基本措施。应向病人及家属说明导致营养状况下降的有关因素、饮食治疗的意义及原则，与病人共同制定符合治疗需要而又为其接受的饮食计划。饮食治疗原则：高热量、高蛋白质、高维生素、易消化饮食，并根据病情变化及时调整。

1）蛋白质：是肝细胞修复和维持血浆清蛋白正常水平的重要物质基础，应保证其摄入量。蛋白质来源以豆制品、鸡蛋、牛奶、鱼、鸡肉、瘦猪肉为主。

血氨升高时应限制或禁食蛋白质，待病情好转后再逐渐增加摄入量，并应选择植物蛋白，例如豆制品，因其含蛋氨酸、芳香氨基酸和产氨氨基酸较少。

2）维生素：新鲜蔬菜和水果含有丰富的维生素，例如西红柿、柑橘等富含维生素 C，日常食用以保证维生素的摄取。

3）限制水钠：有腹水者应低盐或无盐饮食，钠限制在每天 500～800mg（氯化钠 1.2～2.0g），进水量限制在每天 1 000ml 左右。应向病人介绍各种食物的成分，例如：高钠食物有咸肉、酱菜、酱油、罐头食品、含钠味精等，应尽量少食用；含钠较少的食物有粮谷类、瓜茄类、水果等。评估病人有无不恰当的饮食习惯而加重水钠潴留，切实控制钠和水的摄入量。限钠饮食常使病人感到食物淡而无味，可适量添加柠檬汁、食醋等，改善食品的调味，以增进食欲。

4）避免损伤曲张静脉：食管胃底静脉曲张者应食菜泥、肉末、软食，进餐时细嚼慢咽，咽下的食团宜小且外表光滑，切勿混入糠皮、硬屑、鱼刺、甲壳等，以防损伤曲张的静脉导致出血。

（2）营养支持：必要时遵医嘱给予静脉补充营养，如高渗葡萄糖液、复方氨基酸、清蛋白或新鲜血。

（3）营养状况监测：经常评估病人的饮食和营养状况，包括每天的食品和进食量，体重和实验室检查有关指标的变化。

2. 体液过多

（1）体位：平卧位有利于增加肝、肾血流量，改善肝细胞的营养，提高肾小球滤过率，故应多卧床休息。可抬高下肢，以减轻水肿。阴囊水肿者可用托带托起阴囊，以利水肿消退。大量腹水者卧床时可取半卧位，以使膈下降，有利于呼吸运动，减轻呼吸困难和心悸。

（2）避免腹内压骤增：大量腹水时，应避免使腹内压突然剧增的因素，例如剧烈咳嗽、打喷嚏、用力排便等。

（3）限制水钠摄入：措施见饮食护理。

（4）用药护理：使用利尿剂时应特别注意维持水电解质和酸碱平衡。利尿速度不宜过快，以每天体重减轻不超过 0.5kg 为宜。

（5）腹腔穿刺放腹水的护理：术前说明注意事项，测量体重、腹围、生命体征，排空膀胱以免误伤；术中及术后监测生命体征，观察有无不适反应；术毕用无菌敷料覆盖穿刺部位，如有溢液可用吸收性明胶海绵处置；术毕缚紧腹带，以免腹内压骤然下降；记录抽出腹水的量、性质和颜色，标本及时送检。

（6）病情观察：观察腹水和下肢水肿的消长，准确记录出入量，测量腹围、体重，并教会病人正确的测量和记录方法。进食量不足、呕吐、腹泻者，或遵医嘱应用利尿剂、放腹水后更应密切观察。监测血清电解质和酸碱度的变化，以及时发现并纠正水电解质、酸碱平衡紊乱，防止肝性脑病、功能性肾衰竭的发生。

第四节　肝性脑病

【概述】

肝性脑病（hepatic encephalopathy，HE）过去称肝性昏（hepatic coma），是严重肝病引起的、以代谢紊乱为基础的中枢神经系统功能失调的综合征，其主要临床表现是意识障碍、行为失常和昏迷。若脑病的发生是由于门静脉高压、广泛门腔静脉侧支循环形成所致，则称为门体分流性脑病（portal-systemic encephalopathy，PSE）。无明显临床表现和生化异常，仅能用精细的拉力试验和（或）电生理检测才能作出诊断的肝性脑病，过去称为亚临床或隐 I 生肝性脑病（subclinical or latent HE），目前主张称为轻微肝性脑病（minimal HE）较合适。

【护理措施及依据】

1. 意识障碍与血氨增高，干扰脑细胞能量代谢和神经传导有关。

（1）严密观察病情变化：密切注意肝性脑病的早期征象，如病人有无冷漠或欣快，理解力和近期记忆力减退，行为异常（哭泣、叫喊、当众便溺），以及扑翼样震颤。观察病人思维及认知的改变，可通过刺激或定期唤醒等方法评估病人意识障碍的程度。监测并记录病人血压、脉搏、呼吸、体温及瞳孔变化。定期复查血氨、肝、肾功能、电解质，若有异常应及时协助医生进行处理。

（2）加强临床护理，提供情感支持：尽量安排专人护理，训练病人的定向力，利用电视、收音机、报纸、探视者等提供环境刺激。对烦躁病人应注意保护，可加床栏，必要时使用约束带，防止发生坠床及撞伤等意外。在病人清醒时向其讲解意识模糊的原因，安慰病人，尊重病人的人格，切忌嘲笑病人的异常行为。

（3）去除和避免诱发因素：应协助医生迅速去除本次发病的诱发因素，并注意避免其他诱发因素。①避免应用催眠镇静药、麻醉药等，因其可直接抑制大脑和呼吸中枢，造成缺氧。且脑细胞缺氧可降低脑对氨毒的耐受性。②避免快速利尿和大量放腹水，及时处理严重的呕吐和腹泻，以防止有效循环血容量减少、大量蛋白质丢失及低钾血症，避免加重肝脏损害和意识障碍。③防止感染，感染一方面可加重肝脏的吞噬、免疫和解毒的负荷，另一方面使组织分解代谢提高而增加机体产氨和耗氧量。故发生感染时，应遵医嘱及时、准确地应用抗生素，以有效控制感染。④防止大量输液，过多液体可引起低血钾、稀释性低血钠、脑水肿等，从而加重肝性脑病。⑤保持粪便通畅，防止便秘。肝性脑病病人由于肠蠕动减弱、长期卧床等因素，易发生便秘。便秘使含氨、胺类和其他有毒物质的粪便与结肠黏膜接触时间延长，促进毒物的吸收。肝性脑病病人可采用灌肠和导泻的方法清除肠内毒物。灌肠应使用生理盐水或弱酸性溶液（生理盐水 1～2L 加用食醋 100ml）；忌用肥皂水，因其为碱性，可增加氨的吸收。⑥积极预防和控制上消化道出血，上消化道出血可使肠道产氨增多，从而使血氨增高而诱发本病，故出血停止后也应灌肠和导泻，以清除肠道内积血，减少氨的吸收。⑦禁食或限食者应避免发生低血糖。葡萄糖是大脑产生能量的重要燃料，低血糖时能量生成减少，脑内去氨活动停滞，氨的毒性增加。

（4）减少饮食中蛋白质的供给量：因食物中的蛋白质可被肠菌的氨基酸氧化酶分解产生氨，故肝性脑病病人应限制蛋白质的摄入。在发病开始数天内禁食蛋白质，每天供给足够的热量和维生素，以碳水化合物为主，可口服蜂蜜、葡萄糖、果汁、面条、稀饭等。昏迷病人以鼻饲25%葡萄糖液供给热量，以减少体内蛋白质分解。因糖类可促使氨转变为谷氨酰胺，从而有利于降低血氨。注意胃排空不良时应停止鼻饲，改用深静脉插管滴注25%葡萄糖溶液维持营养。病人神志清楚后，可逐步增加蛋白质饮食，每天20g，以后每3～5天增加10g，但短期内不能超过40～50g / d，以植物蛋白为宜。因植物蛋白含支链氨基酸较多，而含蛋氨酸、芳香族氨基酸较少，且能增加粪氮排泄。此外，植物蛋白含非吸收性纤维，被肠菌酵解产酸有利于氨的清除，并有利于通便。脂肪可延缓胃的排空，应尽量少用。不宜用维生素B6，因其可使多巴在外周神经处转为多巴胺，影响多巴进入脑组织，减少中枢神经系统的正常传导递质。

（5）用药护理：①长期服用新霉素的病人中少数可出现听力或肾损害，故服用新霉素不宜超过1个月，用药期间应监测听力和肾功能。②应用谷氨酸钾和谷氨酸钠时，谷氨酸钾、钠比例应根据血清钾、钠浓度和病情而定。病人尿少时少用钾剂，明显腹水和水肿时慎用钠剂。谷氨酸盐为碱性，使用前可先注射3～5g维生素C，碱血症者不宜使用。③应用精氨酸时，滴注速度不宜过快，否则可出现流涎、呕吐、面色潮红等反应。因精氨酸呈酸性，含氯离子，不宜与碱性溶液配伍使用。④乳果糖因在肠内产气较多，可引起腹胀、腹绞痛、恶心、呕吐及电解质紊乱等，应用时应从小剂量开始。⑤大量输注葡萄糖的过程中，必须警惕低钾血症、心力衰竭和脑水肿。

（6）昏迷病人的护理；①病人取仰卧位，头略偏向一侧以防舌后坠阻塞呼吸道。②保持呼吸道通畅，深昏迷病人必要时作气管切开以排痰，保证氧气的供给。③做好口腔、眼的护理，对眼睑闭合不全、角膜外露的病人可用生理盐水纱布覆盖眼部。保持床褥干燥、平整，定时协助病人翻身，按摩受压部位，防止压疮。④尿潴留病人给予留置导尿，并详细记录尿量、颜色、气味。⑤给病人做肢体的被动运动，防止静脉血栓形成及肌肉萎缩。

2.照顾者角色紧张　与病人意识障碍、照顾者缺乏有关照顾知识及经济负担过重有关。

（1）评估照顾者角色和应对能力：与照顾者建立良好的关系，了解他们的基本情况，如年龄、教育程度、护理病人的有关知识、经济状况、在家庭中的地位等，以及存在的具体困难，如时间上、体力上、经济上、照顾知识和能力上的困难，或是家庭成员关系的问题等，以正确估计照顾者所具备的应对能力。

（2）提供社会支持：对照顾者表示关心和信任，给予情感上的支持。对其照顾病人所起的重要作用给予积极肯定，使其确定自我价值。与照顾者讨论其他可能的资源和社会支持，如病人的工作单位、居委会等。告诉照顾者一些可以利用的条件，如社区服务设施、交通情况等。帮助解决经济上的困难或安排人力分担照顾任务。

（3）协助照顾者制定照顾计划：与照顾者一起讨论病人的护理，让其了解本病的特点，做好充分的心理准备。帮助照顾者合理安排时间，制定一个切实可行的照顾计划，将各种需要照顾的内容和方法进行讲解和示范，帮助照顾者进入角色。

第七章 泌尿系统疾病病人的护理

第一节 肾病综合征

【概述】

肾病综合征（nephrotic syndrome）是指由各种肾脏疾病所致的，以大量蛋白尿（尿蛋白>3.5g／d)、低蛋白血症（血浆清蛋白<30g／L)、水肿、高脂血症为临床表现的一组综合征。

【护理措施及依据】

1.营养失调：低于机体需要量

（1）饮食护理：一般给予正常量的优质蛋白，但当肾功能不全时，应根据内生肌酐清除率调整蛋白质的摄入量；供给足够的热量，每公斤体重不少于126～147kJ／d(30～35kcal／d)；少食富含饱和脂肪酸的动物脂肪，多食富含多聚不饱和脂肪酸的植物油，并增加富含可溶性纤维的食物如燕麦、豆类等，以控制高脂血症；注意维生素及元素铁、钙等的补充；给予低盐饮食以减轻水肿，具体参见本章“水肿”的护理。

（2）营养监测：记录进食情况，评估饮食结构是否合理，热量是否充足。定期测量血浆清蛋白、血红蛋白等指标，评估机体的营养状态。

2.有感染的危险

（1）预防感染

1）保持环境清洁：保持病房环境清洁，定时开门窗通风换气，定期进行空气消毒，并用消毒药水拖地、擦桌椅，保持室内温度和湿度合适。尽量减少病区的探访人次，限制上呼吸道感染者探访。

2）预防感染指导：告知病人预防感染的重要性；协助病人加强全身皮肤、口腔黏膜和会阴部护理，防止皮肤和黏膜损伤；指导其加强营养和休息，增强机体抵抗力；遇寒冷季节，注意保暖。

（2）病情观察：监测生命体征，注意体温有无升高；观察有无咳嗽、咳痰、肺部干、湿啰音、尿路刺激征、皮肤红肿等感染征象。

第二节　急性肾衰竭

【概述】

急性肾衰竭（acute renalfailure，ARF）是由于各种病因引起的短时间内（数小时或数天）肾功能突然下降而出现的临床综合征。主要表现为血肌酐(Cr)和尿素氮（BUN）升高，水、电解质和酸碱平衡失调及全身各系统并发症。常伴有少尿（<400ml / 24h），但也可以无少尿表现。本综合征有广义和狭义之分，广义的急性肾衰竭可分为。肾前性、肾性和肾后性 3 类。狭义的急性肾衰竭是指急性肾小管坏死（acute tubular necrosis，ATN）。本节主要以 ATN 为代表进行叙述。

【护理措施及依据】

1. 营养失调：低于机体需要量　与病人食欲减退、限制蛋白质摄入、透析和原发疾病等因素有关。

（1）饮食护理：对于能进食的病人，给予高生物效价的优质蛋白，蛋白质的摄入量应限制为 0.8g / (kg・d)，并适量补充必需氨基酸。对有高分解代谢或营养不良以及接受透析的病人，其蛋白质摄入量可适当放宽。给予高碳水化合物和高脂饮食，以供给足够的热量，保持机体正氮平衡。急性肾衰竭病人每天所需热量为 147kJ / kg(35kcal / kg)。尽可能减少钠、钾、氯的摄入量。

（2）对症护理：对于有恶心、呕吐的病人，可遵医嘱用止吐药，待其舒适时再给予适量食物，并做好口腔护理，增进食欲。不能以口进食者可用鼻饲或静脉补充营养物质。

（3）监测营养状况：监测反映机体营养状况的指标是否改善，如血浆清蛋白等。

2.有感染的危险与机体抵抗力降低及侵入性操作等有关。

3.潜在并发症：水、电解质、酸碱平衡失调。

（1）休息与体位：应绝对卧床休息以减轻肾脏负担，抬高水肿的下肢，昏迷者按昏迷病人护理常规进行护理。

（2）维持与监测水平平衡：坚持“量出为入”的原则。严格记录24h出入液量，同时将出入量的记录方法、内容告诉病人，以便得到病人的充分配合。具体参见本章“水肿”的护理。严密观察病人有无体液过多的表现：

①有无水肿；

②每天的体重有无增加，若1天增加0.5kg以上，提示补液过多；

③血清钠浓度是否正常，若偏低且无失盐，提示体液潴留；

④正常中心静脉压为6～10cmH_2O(0.59～0.98kPa)，若高于12cmH_2O(1.17kPa)，提示体液过多；⑤胸部X片血管影有无异常，肺充血征象提示体液潴留；⑥若无感染征象，出现心率快、呼吸加速和血压增高，应怀疑体液过多。

（3）监测并及时处理电解质、酸碱平衡失调：①监测血清电解质的变化，如发现异常及时通知医生处理。②密切观察有无高钾血症的征象，如脉律不齐、肌无力、心电图改变等。血钾高者应限制钾的摄入，少用或忌用富含钾的食物，如紫菜、菠菜、苋菜、薯类、山药、坚果、香蕉、香菇、榨菜等。预防高钾血症的措施还包括积极预防和控制感染、及时纠正代谢性酸中毒、禁止输入库存血等。③限制钠盐。④密切观察有无低钙血症的征象，如手指麻木、易激惹、腱反射亢进、抽搐等。如发生低钙血症，可摄入含钙量较高的食物如牛奶，并可遵医嘱使用活性维生素D及钙剂等。

第三节　慢性肾衰竭

【概述】

慢性肾衰竭（chronic renalfailure，CRF），简称肾衰，是常见的临床综合征。它发生在各种慢性肾脏疾病（包括原发性和继发性）的基础上，缓慢出现肾功能进行性减退，最终以代谢产物潴留、水、电解质和酸碱平衡紊乱为主要表现的一组临床综合征。慢性肾衰竭根据其肾损害程度分 4 期：肾储备能力下降期、氮质血症期、肾衰竭期、尿毒症期（分别相当于美国国家肾脏病基金会的“肾脏病生存质量指导”（K / DOQI）的第 2、3、4、5 期）。

【护理措施及依据】

1. 营养失调：低于机体需要量

（1）饮食护理：饮食治疗在慢性肾衰竭的治疗中具有重要的意义，因为合理的营养膳食调配不仅能减少体内氮代谢产物的积聚及体内蛋白质的分解，以维持氮平衡，而且还能在维持营养，增强机体抵抗力，减缓病情发展，延长生命等方面发挥其独特的作用。

1）蛋白质：应根据病人的 GFR 来调整蛋白质的摄入量。当 GFR<50ml / min 时，应限制蛋白质的摄入，且饮食中 50%以上的蛋白质是富含必需氨基酸的蛋白，如鸡蛋、牛奶、瘦肉等，一般认为摄入 0.6～0.8g /（kg·d）的蛋白质可维持病人的氮平衡。当内生肌酐清除率<5ml / min 时，每天蛋白质摄入量不应超过 20g 或 0.3g / (kg·d)，此时需经静脉补充必需氨基酸；当内生肌酐清除率为 5～10ml / min 时，蛋白质摄入量为 25g / d 或 0.4g / (kg·d)；内生肌酐清除率为 10～20ml / min 者则为 35g / d 或 0.6g / (kg·d)；内生肌酐清除率>20ml，/ min 者可给予 40g / d 或 0.7g /（kg·d）的优质蛋白。尽量少食植物蛋白，如花生、豆类及其制品，因其含非必需氨基酸多。米、面中所含的植物蛋白也要设法去除，如可部分采用麦淀粉作主食。

2）热量：供给病人足够的热量，以减少体内蛋白质的消耗。每天供应的热量为 126kJ / kg(30kcal / kg)，并主要由碳水化合物和脂肪供给。为摄入足够的热量，可给予较多的植物油和糖。同时应注意供给富含维生素 C 和 B 族维生素的食物。对已开始透析的病人，应改为透析饮食.

（2）改善病人食欲：采取措施改善病人的食欲，如适当增加活动量，提供色、香、味俱全的食物，提供整洁、舒适的进食环境，进食前休息片刻，少量多餐。慢性肾衰竭病人胃肠道症状较明显，口中常有尿味，应加强口腔护理。可给予硬的糖果、口香糖来刺激食欲，减轻恶心、呕吐。

（3）必需氨基酸疗法的护理：必需氨基酸（EAA）疗法主要用于低蛋白饮食的肾衰病人和蛋白质营养不良问题难以解决的病人。以 8 种必需氨基酸配合低蛋白高热量的饮食治疗尿毒症，可使病人达到正氮平衡，并改善症状。必需氨基酸有口服制剂和静滴剂，成人用量为 0.1～0.2g / kg，能口服者以口服为宜。静脉输入必需氨基酸时应注意输液速度。若有恶心、呕吐应给予止吐剂，同时减慢输液速度。切勿在氨基酸内加入其他药物，以免引起不良反应。

（4）监测肾功能和营养状况：定期监测病人的体重变化、血尿素氮、血肌酐、血清蛋白和血红蛋白水平等，以了解其营养状况。

2. 有皮肤完整性受损的危险

（1）评估皮肤情况：评估皮肤的颜色、弹性、温湿度及有无水肿、瘙痒，检查受压部位有无发红、水疱、感染、脱屑及尿素霜等。

（2）皮肤的一般护理：避免皮肤过于干燥，应以温和的肥皂和沐浴液进行皮肤清洁，洗后涂上润肤剂，以避免皮肤瘙痒。指导病人修剪指甲，以防皮肤瘙痒时抓破皮肤，造成感染。必要时，按医嘱给予抗组胺类药物和止痒剂，如炉甘石洗剂等。

（3）水肿的护理：如病人有水肿，应指导病人抬高水肿部位，且每 2 小时改变体位 1 次。具体护理措施参见本章“水肿”的护理。

3. 活动无耐力

（1）评估活动的耐受情况：评估病人活动时有无疲劳感、胸痛、呼吸困难、头晕；有无血压改变如舒张压升高等，以指导病人控制适当的活动量。

（2）休息与活动：慢性肾衰竭病人应卧床休息，避免过度劳累。休息与活动的量视病情而定：

①病情较重或心力衰竭者，应绝对卧床休息，并提供安静的休息环境，协助病人做好各项生活护理。

②能起床活动的病人，则应鼓励其适当活动，如室内散步、在力所能及的情况下自理生活等，但应避免劳累和受凉。活动时要有人陪伴，以不出现心慌、气喘、疲乏为宜。一旦有不适症状，应暂停活动，卧床休息。

③贫血严重者应卧床休息，并告诉病人坐起、下床时动作宜缓慢，以免发生头晕。有出血倾向者活动时应注意安全，避免皮肤黏膜受损。

④对长期卧床病人应指导或帮助其进行适当的床上活动，如屈伸肢体、按摩四肢肌肉等，指导其家属定时为病人进行被动的肢体活动，避免发生静脉血栓或肌肉萎缩。

（3）用药护理：积极纠正病人的贫血，遵医嘱用促红细胞生成素，观察用药后反应，如头痛、高血压、癫痫发作等，定期查血红蛋白和血细胞比容等。遵医嘱用降压药、强心药等。

4.有感染的危险

（1）监测感染征象：注意病人有无体温升高、寒战、疲乏无力、食欲下降、咳嗽、咳脓性痰、尿路刺激征、白细胞计数增高等。准确留取各种标本如痰液、尿液、血液等送检。

（2）预防感染：采取切实可行的措施，预防感染的发生。具体措施如下：

①有条件时将病人安置在单人房间，病室定期通风并做空气消毒。

②各项检查治疗严格无菌操作，避免不必要检查，特别注意有无留置静脉导管和留置尿管等部位的感染。

③加强生活护理，尤其是口腔及会阴部皮肤的卫生。卧床病人应定期翻身，指导有效咳痰。

④教导病人尽量避免去公共场所。

⑤接受血液透析的病人，其乙型和丙型肝炎的发生率明显高于正常人群，故应进行乙肝疫苗的接种，并尽量减少输注血液制品。

（3）用药护理：遵医嘱合理使用对肾无毒性或毒性低的抗菌药物，并观察药物的疗效和不良反应。

第四节　尿路感染

【概述】

尿路感染（urinary tract infection，UTI）简称尿感，是由于各种病原微生物感染所引起的尿路急、慢性炎症。多见于育龄女性、老年人、免疫功能低下者。根据感染发生的部位，可分为上尿路感染和下尿路感染，上尿路感染主要是肾盂肾炎，下尿路感染主要是膀胱炎。

【 护理措施及依据】

1.排尿障碍：尿频、尿急、尿痛与泌尿系统感染有关。

2.体温过高与急性肾盂肾炎有关。

（1）饮食护理：给予清淡、营养丰富、易消化食物。高热者注意补充水分，同时做好口腔护理。

（2）休息和睡眠：增加休息与睡眠，为病人提供一个安静、舒适的休息环境，加强生活护理。

（3）病情观察：监测体温、尿液性状的变化，有无腰痛加剧。如高热持续不退或体温升高，且出现腰痛加剧等，应考虑可能出现肾周脓肿、肾乳头坏死等并发症，需及时通知医生。

（4）物理降温：高热病人可采用冰敷、酒精擦浴等措施进行物理降温。

（5）用药护理：遵医嘱给予抗菌药物，注意药物用法、剂量、疗程和注意事项，如口服复方磺胺甲硝唑期间要注意多饮水，并同时服用碳酸氢钠，以增强疗效、减少磺胺结晶的形成。尿路感染的疗效评价标准为：①见效：治疗后复查菌尿转阴。②治愈：完成抗菌药物疗程后，菌尿转阴，于停用抗菌药物，1周和1个月分别复查1次，如无菌尿，则可认为尿路感染已治愈。③治疗失败：治疗后持续菌尿或复发。

第八章　血液系统疾病病人的护理

第一节　特发性血小板减少性紫癜

【概述】

特发性血小板减少性紫癜（idiopathic thrombocytopenia purpura，ITP）又称自身免疫性血小板减少性紫癜，是最常见的一种血小板减少性疾病。主要由于血小板受到免疫性破坏，导致外周血中血小板数目减少。临床上以自发性皮肤、黏膜及内脏出血，血小板计数减少、生存时间缩短和抗血小板自身抗体形成，骨髓巨核细胞发育、成熟障碍等为特征。ITP 有急性型与慢性型之分。急性型多见于儿童，慢性型多见于 40 岁以下女性，男女之比约为 1：4。

【护理措施及依据】

1.有损伤的危险：出血与血小板减少有关。

（1）出血情况的监测：应注意观察病人出血的发生、发展或消退情况；特别是出血部位、范围和出血量。还应注意病人的自觉症状、情绪反应、生命体征及神志变化、血小板计数等，及时发现新发出血或内脏出血，一旦发现血小板计数$<20\times10^9$/L、出血严重而广泛、疑有或已发生颅内出血者，要及时通知医生，配合救治。

（2）预防或避免加重出血：避免使用可能引起血小板减少或抑制其功能的药物，如阿司匹林、双嘧达莫、吲哚美辛（吲哚美辛）、磺胺类、氨苄西林、氯霉素等。其余护理措施可参见本章“血液病病人常见症状与体征的护理”。

（3）用药护理：正确执行医嘱，并注意药物不良反应的观察和预防。长期使用糖皮质激素会引起身体外形的变化、胃肠道反应或出血、诱发感染等。应向病人做必要的解释和指导，如餐后服药、自我监测粪便颜色、预防各种感染等。静注免疫抑制剂、大剂量丙种球蛋白时，要注意保护局部血管并密切观察，一旦发生静脉炎要及时处理。

第二节 过敏性紫癜

【概述】

过敏性紫癜（allergic purpura）是一种常见的血管变态反应性出血性疾病。主要表现为皮肤瘀点或紫癜，可伴有腹痛、便血、关节痛、血尿及血管神经性水肿和荨麻疹等过敏表现，多为自限性。本病多见于儿童及青少年，男性略多于女性（约1.4～2：1），以春秋季发病居多。近年来过敏性紫癜的患病率有上升趋势。

【护理措施及依据】

1.有损伤的危险：出血与血管壁的通透性和脆性增加有关。

（1）避免诱因：与本病发病有关的药物或食物，详见本病病因部分的有关内容。

（2）生活护理：根据具体病情，调整休息与饮食。

1）卧床休息：临床观察发现，无论何种类型的病人，卧床均可加快症状的消失，过早或过多的行走性活动则可使症状加重或复发，因此对于发作期病人均应增加卧床休息，避免过早或过多的行走性活动。

2）饮食指导：除了注意避免过敏性食物的摄取外，发作期可根据病情选择清淡、少刺激、易消化的普食、软食或半流饮食。若有消化道出血，应避免过热饮食，必要时禁食。

（3）治疗配合与护理：遵医嘱正确、规律给药。用药前做好病人的解释工作，以取得病人的充分理解和配合。若使用糖皮质激素，应向病人及家属讲明可能出现的不良反应，特别是感染的问题。应加强护理，预防感染的发生。用环磷酰胺时，嘱病人多饮水，注意观察尿量及尿色改变。对出血严重或禁食者，应建立静脉通道，遵医嘱静脉补液，做好配血与输血的各项护理。

（4）病情观察：密切观察病人出血的进展与变化，了解病情有无缓解，有无新发出血、肾损害、关节活动障碍等表现，病人的自觉症状，皮肤瘀点或紫癜的分布有无增多或消退；有无浮肿以及尿量、尿色的变化等。

2.疼痛：腹痛、关节痛　与局部过敏性血管炎性病变有关。

（1）病情监测：对于腹痛的病人，注意评估疼痛的部位、性质、严重程度及其持续时间，有无伴随症状，如恶心、呕吐、腹泻、便血等，注意腹部的体格检查，包括腹壁紧张度、有无压痛和反跳痛、局部包块和肠鸣音的变化等。过敏性紫癜病人典型的腹痛多表现为突发脐周或下腹部的阵发性绞痛，无明显腹肌紧张和反跳痛；肠鸣音活跃或亢进，多提示肠道内渗出增加或有出血。注意粪便的性质与颜色。出现局部包块者，特别是小儿，要注意肠套叠。对于主诉为关节痛的病人，应评估受累关节的部位、数目、局部有无肿、压痛与功能障碍等。

（2）对症护理：协助病人采取舒适体位，如腹痛者宜取屈膝平卧位等；关节肿痛者要注意局部关节的制动与保暖；必要时可遵医嘱使用解痉剂或消炎止痛剂，注意药物疗效及不良反应的观察与预防。

第三节　血友病

【概述】

血友病（hemophilia）是因遗传性凝血因子缺乏而引起的一组出血性疾病。分为：①血友病 A，又称遗传性抗血友病球蛋白缺乏或 FⅧ：C 缺乏症；②血友病 B，又称遗传性 FⅨ缺乏症；③遗传性 FⅪ缺乏症，又称 Rosenthal 综合征。其中以血友病 A 最为常见，约占遗传性出血性疾病的 85%，遗传性 FⅪ缺乏症最少见。血友病的发病率为 5／10 万～10／10 万，婴儿发生率约为 1／5000。血友病 A、B 及遗传性 FⅪ缺乏症的比较发病率为 16：3：1。其共同特点为终身性自发性或轻微创伤后出血不止，以及凝血活酶生成障碍而出现凝血时间延长等实验室检查异常。

【护理措施及依据】

1. 有损伤的危险：出血与凝血因子缺乏有关。

（1）预防出血：告诉病人不要过度负重或进行剧烈的接触性运动（拳击、足球、篮球）；不要穿硬底鞋或赤脚走路；使用刀、剪、锯等工具时，应小心操作，必要时佩戴防护性手套；尽量避免手术治疗，必须手术时，术前应根据手术规模大小常规补充足够量的凝血因子；尽量避免或减少各种不必要的穿刺或注射，必须时拔针后局部按压 5min 以上，直至出血停止；禁止使用静脉留置套管针，以免针刺点出血；注意口腔卫生，防龋齿；少食带骨、刺的食物，以免刺伤口腔或消化道黏膜；遵医嘱用药，避免使用阿司匹林等有抑制凝血机制作用的药物。

（2）局部出血处理的配合：按医嘱实施或配合止血处理，紧急情况下配合医师救治病人。对于咽喉部出血或血肿形成者，为避免血肿压迫呼吸道而引起窒息，应协助病人取侧卧位或头偏向一侧，必要时用吸引器将血吸出，并做好气管插管或切开的准备。一旦出现颅内出血，遵医嘱紧急输注凝血因子，配合做好其他抢救工作。详见本章第二节“血液系统疾病病人常见症状体征的护理”。

（3）正确输注各种凝血因子制品：输全血者必须做好常规的核对工作，避免异型输血；凝血因子取回后，应立即输注。输注冷冻血浆或冷沉淀物者，输注前应将冷冻血浆或冷沉淀物置于 37℃温水（水浴箱）中解冻、融化，并以病人可耐受的速度快速输入。输注过程中密切观察有无输血反应。

（4）用药护理：快速静注 DDAVP 可出现心率加快、颜面潮红、血压升高、少尿及头痛等不良反应，要密切观察，必要时遵医嘱对症处理。

（5）病情观察：监测病人出血情况的变化，以判断疗效，及时发现急重症病人，为有效救治、挽救病人的生命赢得时间。观察内容包括病人的自觉症状、不同部位出血的主要表现等。

2.有失用综合征的危险与反复多次关节腔出血有关。

（1）评估关节腔出血与病变：经常评估关节外形、局部有无压痛、关节活动能力有无异常等，以判断关节病变处于急性出血期、慢性炎症期还是已发生纤维强直。急性期局部可有红、肿、热、痛及功能障碍；慢性炎症期多与关节反复出血或积血吸收不完全，刺激局部产生持续性炎症反应有关，可表现为关节持续性肿胀及功能障碍；病情进一步发展可导致关节纤维强直、畸形以致功能丧失。

（2）关节康复训练：针对病变关节进行科学合理的康复训练，是预防血友病病人发生关节失用的重要措施，应向病人及其家属解释康复训练的目的、意义、主要方法、注意事项与配合要求等。急性期为避免出血加重、促进关节腔内出血的吸收，应予局部制动并保持肢体于功能位；在肿胀未完全消退、肌肉力量未恢复之前，切勿使患肢负重，适当增加卧床时间，避免过早行走，预防反复的关节腔出血；指导病人进行股四头肌收缩功能训练，以利局部肌力的恢复。在关节腔出血控制后，可帮助病人循序渐进地进行受累关节的被动或主动活动，可给予理疗以促进受累关节功能的康复。

第四节　多发性骨髓瘤

【概述】

多发性骨髓瘤（multiple myeloma，MM）是骨髓内浆细胞克隆性增生的恶性肿瘤。骨髓中有大量的异常浆细胞（或称骨髓瘤细胞）克隆性增殖，引起溶骨性骨骼破坏，血清中出现单克隆免疫球蛋白（M蛋白），正常的多克隆免疫球蛋白合成受抑制，尿中出现本周蛋白，引起肾功能的损害，贫血、免疫功能异常。多发性骨髓瘤多见于中老年病人，以50～60岁之间为多，男女之比约为3:2。多发性骨髓瘤在所有肿瘤中所占的比例约为1%，占血液肿瘤的10%。

【护理措施及依据】

1.疼痛：骨骼疼痛与骨髓瘤细胞浸润骨骼和病理性骨折有关。

（1）疼痛评估：从病人的主观描述及客观表现中评估疼痛的程度、性质及病人对疼痛的体验与反应。

（2）心理－社会支持：关心、体贴、安慰病人，对病人提出的疑虑给予耐心解答。关心病人的社交活动，鼓励病人与家属、同事和病友沟通交流，使病人获得情感支持和患病治疗经验。护士和家属还可与病人就疼痛时的感受和需求交换意见，使病人相信疼痛时大家是同情和理解他的，并愿意为病人提供满意的支持。

（3）缓解疼痛：协助病人采取舒适的体位，可适当按摩病变部位，以降低肌肉张力，增加舒适，但避免用力过度，以防病理性骨折。指导病人采用放松、冥想疗法、音乐疗法等转移病人对疼痛的注意力；指导病人遵医嘱用止痛药，并密切观察止痛效果。

2.躯体活动障碍　与骨痛、病理性骨折或胸腰椎破坏压缩，压迫脊髓导致瘫痪等有关。

（1）活动与生活护理：睡气垫床，保持床铺干燥平整；协助病人每1～2小时变换体位；保持适度的床上活动，避免长久卧床而致加重骨骼脱钙。截瘫病人应保持肢体于功能位，定时按摩肢体，防止下肢萎缩。鼓励病人咳嗽和深呼吸。协助病人洗漱、进食、大小便及个人卫生等，每天用温水擦洗全身皮肤，保持皮肤清洁干燥。严密观察皮肤情况，受压处皮肤应给予温热毛巾按摩或理疗，预防压疮发生。

（2）饮食护理：进食高热量、高蛋白、富含维生素易消化的食品，增强机体的抵抗力。如果没有禁忌证，每天应饮水2000～3000ml，多摄取粗纤维食物，保持排便通畅，预防便秘。

3.潜在并发症：化疗药物不良反应。

第九章　内分泌与代谢性疾病病人的护理

第一节　血脂异常和脂蛋白异常血症

【概述】

血脂异常（dyslipidemia）是由于脂肪代谢或转运异常，使一种或几种脂质高于或低于正常的代谢紊乱状态。脂质不溶或微溶于水，必须与蛋白质结合成脂蛋白形式才能在血液循环中运转，因此，血脂异常实为脂蛋白异常血症。高脂血症（hyperlipidemia）可表现为高胆固醇血症（hypercholesterolemia）、高甘油三酯血症（hypertriglyceridemia）或混合性高脂血症（两者兼有）。血浆中高密度脂蛋白降低也是一种血脂代谢紊乱。因此，临床上血脂异常主要指血中总胆固醇（TC）、甘油三酯（TG）、低密度脂蛋白高于正常和（或）高密度脂蛋白降低。

血脂异常与心血管疾病，尤其与冠心病的发生发展密切相关。我国人群血脂平均水平低于发达国家，但近年来由于生活方式改变等因素的影响，其升高幅度却很惊人。因此，积极检出、预防和控制血脂异常已成为经济发达地区心血管病预防工作的主要内容之一。

【护理措施及依据】

营养失调：高于机体需要量与能量摄入和消耗失衡等因素有关。

1.饮食护理

（1）评估病人：评估病人血脂异常的发病原因，询问病人饮食习惯、嗜好及进食量。

（2）制定高脂血症饮食控制方案：帮助病人制定饮食行为干预计划，其内容包括：①食物的选择：避免高脂、高胆固醇饮食，如少食脂肪含量高的肉类，尤其是肥肉，进食禽肉应去除皮脂；少食用动物油脂、棕榈油等富含饱和脂肪酸食物以及蛋黄、动物内脏、鱼子、鱿鱼、墨鱼等高胆固醇食物。②低热量饮食：减少总热量摄入，可减少胆固醇合成，促使超体重的病人增加脂肪消耗，有利于降低血脂，控制碳水化合物的摄入量，防止多余的糖分转化为血脂。③进食含丰富纤维素的食物，可减少胆固醇吸收。

2.合理运动　超重病人除酌情减少总热量摄入外，还应增加体育锻炼，如快步行走、慢跑、做体操、太极拳、骑自行车等，每天坚持20～30min，以达到热量出入平衡，有利于减轻体重、降低TC和TG，升高HDL-C。

3.用药护理　对使用调节血脂药物者，护士应指导病人正确服用，并观察和处理药物不良反应。①他汀类药主要不良反应：少数病例服用大剂量时可引起转氨酶升高、肌肉疼痛，严重者可引起横纹肌溶解、急性肾衰竭等，若与其他调节血脂药（如烟酸、氯贝丁酯类等）合用，应特别小心。用药期间定期监测肝功能。此类药不宜用于儿童、孕妇及哺乳期妇女。②贝特类药物不良反应：一般较轻微，主要有恶心、腹胀、腹泻等胃肠道反应，有时有一过性血清转氨酶升高。肝肾功能不全者、孕妇、哺乳期妇女忌用。此类药可加强抗凝药作用，合用时抗凝药剂量宜减少。③烟酸类药物主要不良反应：有面部潮红、瘙痒、胃肠道症状，严重不良反应使消化性溃疡恶化，偶见肝功能损害，可指导病人饭后服用。

第二节　肥胖症

【概述】

肥胖症（obesity）是指体内脂肪堆积过多和（或）分布异常，体重增加，是一种多因素的慢性代谢性疾病。遗传因素、高热量、高脂饮食、体力活动少是肥胖的主要原因，且常与2型糖尿病、高血压、高脂血症、缺血性心脏病等集结出现。WHO已将肥胖定为一种疾病。肥胖症分单纯性肥胖症和继发性肥胖症两大类。临床上无明显内分泌及代谢性病因所致的肥胖症，称单纯性肥胖症。若继发于某些疾病（如下丘脑－垂体的炎症、肿瘤、创伤、Cushing 综合征、甲状腺功能减退症等），称为继发性肥胖症。

近 20 年来，肥胖症的患病率呈明显上升趋势。在美国，成年人中约有半数人体重超常，每 4 个成年人中就有一个肥胖者。在发展中国家，随着经济发展，人们的生活方式和膳食结构也在发生改变，以致在营养不足继续存在的情况下，出现了肥胖以及与膳食相关的慢性病的急剧上升。我国肥胖问题日趋严峻，肥胖症患病率逐年增加，肥胖儿童的问题也较为突出。由于肥胖本身及其相关疾病对健康的危害，导致病人身心损害，生活质量下降，预期寿命缩短等，肥胖已逐渐成为重要的世界性健康问题之一。

【护理措施及依据】

1. 营养失调：高于机体需要量与能量摄入和消耗失衡有关。

（1）饮食护理

1）评估病人：评估病人肥胖症的发病原因，询问病人单位时间内体重增加的情况，饮食习惯，每天进餐量及次数，食后感觉和消化吸收情况，排便习惯。有无气急、行动困难、腰痛、便秘、怕热、多汗、头晕、心悸等伴随症状及其程度。是否存在影响摄食行为的精神心理因素。

2）制定饮食计划和目标：帮助病人制定饮食行为干预计划和减轻体重的具体目标，其内容包括：食物行为（选购、贮存、烹饪），摄食行为（时间、地点、陪伴、环境、用具、菜单）和自尊，使病人在“吃少一些”的同时感觉良好。护士应监督和检查计划执行情况，使每周体重下降 0.5～1.0kg。

3）改变不良饮食习惯：教导病人改变不良饮食行为的技巧，如只限定在家中餐桌进食，避免做其他活动时进食，使用小容量的餐具，保持细嚼慢咽，每次进食前先喝 250ml 水。不进食油煎食品、方便面、快餐、零食、巧克力，少食甜食等。必须满足食欲时，可进食胡萝卜、芹菜、苹果等低热量食物。避免在社交场合由于非饥饿因素进食。

4）病情观察：定期评估病人营养状况和体重的控制情况，动态观察实验室有关检查的变化。注意热量摄入过低可引起衰弱、脱发、抑郁，甚至心律失常，应严密观察并及时按医嘱处理。

（2）合理运动：运动是通过增加身体热量的消耗，达到减轻体重的目的。肥胖症病人的体育锻炼应长期坚持，否则体重不易下降，或下降后又复上升。提倡进行有氧运动，包括散步、慢跑、游泳、跳舞、做广播体操、太极拳、球类活动等，运动方式根据年龄、性别、体力、病情及有无并发症等情况确定。

1）帮助病人制定每天活动计划，注意逐渐增加活动量，避免运动过度和过猛。

2）指导病人固定每天运动的时间，每天间歇活动的时间应累计有 30min 以上，并充分利用一切增加活动的机会（如走楼梯而不乘电梯），鼓励多步行，减少静坐时间等。如出现头昏、眩晕、胸闷或胸痛、呼吸困难、恶心、丧失肌肉控制能力等应停止活动。

（3）用药护理：对使用药物辅助减肥者，护士应指导病人正确服用，并观察和处理药物不良反应。①西布曲明不良反应有头痛、口干、畏食、失眠、便秘、心率加快，一些受试者服药后血压轻度升高，故禁用于有冠心病、充血性心力衰竭、心律失常和脑卒中的病人。②奥利司他的主要不良反应为胃肠胀气、大便次数增多和脂肪便。由于粪便中含脂肪多而呈烂便、脂肪泻、恶臭，肛门常有脂滴溢出而容易污染内裤，应指导病人及时更换，并注意肛周皮肤护理。

（4）精神心理调适：对因为焦虑、抑郁等不良情绪导致摄食量增加的病人，应该针对其精神心理因素给予相应的辅导，有严重情绪问题的病人应建议转介精神心理专科治疗。

2.身体意象紊乱与肥胖对身体外形的影响有关。

第三节 痛风

【概述】

痛风（gout）是慢性嘌呤代谢障碍所致的一组异质性疾病。临床特点为：高尿酸血症（hyperuricemia）、反复发作的痛风性关节炎、痛风石、间质性肾炎，严重者呈关节畸形及功能障碍，常伴有尿酸性尿路结石。本病根据其病因可分为原发性和继发性两大类。其中以原发性痛风占绝大多数。

【护理措施及依据】

疼痛：关节痛　与尿酸盐结晶、沉积在关节引起炎症反应有关。

1.休息与体位　急性关节炎期，除关节红、肿、热、痛和功能障碍外，病人常有发热，应绝对卧床休息，抬高患肢，避免受累关节负重。也可在病床上安放支架支托盖被，减少患部受压。待关节痛缓解72h后，方可恢复活动。

2.局部护理　手、腕或肘关节受累时，为减轻疼痛，可用夹板固定制动，也可在受累关节给予冰敷或25%硫酸镁湿敷，消除关节的肿胀和疼痛。痛风石严重时，可能导致局部皮肤溃疡发生，故要注意维持患部清洁，避免发生感染。

3.饮食护理　因痛风病人大多肥胖，热量不宜过高，应限制在5 020～6 276kJ / d(1 200～1 500kcal / d)。蛋白质控制在1g / (kg·d)，碳水化合物占总热量的50%～60%。避免进食高嘌呤食物，如动物内脏、鱼虾类、蛤蟹、肉类、菠菜、蘑菇、黄豆、扁豆、豌豆、浓茶等。饮食宜清淡、易消化，忌辛辣和刺激性食物。严禁饮酒，并指导病人进食碱性食物，如牛奶、鸡蛋、马铃薯、各类蔬菜、柑橘类水果，使尿液的pH在7.0或以上，减少尿酸盐结晶的沉积。

4.病情观察　①观察关节疼痛的部位、性质、间隔时间，有无午夜因剧痛而惊醒等。②观察病人受累关节有无红、肿、热和功能障碍。③有无过度疲劳、寒冷、潮湿、紧张、饮酒、饱餐、脚扭伤等诱发因素。④有无痛风石的体征，了解结石的部位及有无症状。⑤观察病人的体温变化，有无发热等。⑥监测血、尿尿酸的变化。

5.心理护理　病人由于疼痛影响进食和睡眠，疾病反复发作导致关节畸形和肾功能损害，思想负担重，常表现情绪低落、忧虑、孤独，护士应向其宣教痛风的有关知识，讲解饮食与疾病的关系，并给予精神上的安慰和鼓励。

6.用药护理　指导病人正确用药，观察药物疗效，及时处理不良反应。①秋水仙碱对于制止炎症、止痛有特效，该药一般口服，但常有胃肠道反应。若病人一开始口服即出现恶心、呕吐、水样腹泻等严重胃肠道反应，可采取静脉用药。但静脉用药可产生严重的不良反应，如肝损害、骨髓抑制、DIC、脱发、肾衰竭、癫痫样发作甚至死亡。应用时需慎重，必须严密观察。一旦出现不良反应，应及时停药。有骨髓抑制、肝肾功能不全、白细胞减少者禁用；孕妇及哺乳期间不可使用；治疗无效者，不可再重复用药。此外，静脉使用秋水仙碱时，切勿外漏，以免造成组织坏死。②使用丙磺舒、磺吡酮、苯溴马隆者，可有皮疹、发热、胃肠道反应等不良反应。使用期间，嘱病人多饮水、口服碳酸氢钠等碱性药。③应用NSAID时，注意观察有无活动性消化性溃疡或消化道出血发生。④使用别嘌醇者除有皮疹、发热、胃肠道反应外，还有肝损害、骨髓抑制等，在肾功能不全者，宜减半量应用。⑤使用糖皮质激素，应观察其疗效，密切注意有无症状的“反跳”现象，若同时口服秋水仙碱，可防止症状“反跳”。

第四节　骨质疏松症

【概述】

骨质疏松症（osteoporosis，OP）是一种以低骨量和骨组织微细结构破坏为特征，导致骨骼脆性增加，易发生骨折的代谢性疾病。本病各年龄期均可发病，但常见于老年人，尤其是绝经期后的女性。OP是一种临床综合征，其发病率为所有代谢性骨病之最。骨质疏松症可分为两大类：①原发性：又分为两种亚型，即Ⅰ型（绝经后骨质疏松症）和Ⅱ型（老年性骨质疏松症）。Ⅰ型是由于雌激素缺乏所致，女性的发病率是男性的6倍以上，此型主要由破骨细胞介导，多数病人的骨转换率增高，亦称高转换型OP。Ⅱ型多见于60岁以上的老年人，女性的发病率是男性的2倍以上，主要累及的部位是脊柱和髋骨。②继发性：

继发于其他疾病，如性腺功能减退症、甲亢、1 型糖尿病、Cushing 综合征、尿毒症、血液病、胃肠道疾病等。长期大剂量使用糖皮质激素也是重要原因之一。

【护理措施及依据】

1. 有受伤的危险与骨质疏松导致骨骼脆性增加有关。

（1）预防跌倒：保证住院环境安全，如楼梯有扶手，梯级有防滑边缘，病房和浴室地面干燥，灯光明暗适宜，家具不可经常变换位置，过道避免有障碍物等。加强日常生活护理，将日常所需物如茶杯、开水、呼叫器等尽量放置床边，以利病人取用。指导病人维持良好姿势，且在改变姿势时动作缓慢。必要时可建议病人使用手杖或助行器，以增加其活动时的稳定性。衣服和鞋穿着要合适，大小适中，且有利于活动；加强巡视，对住院病人在洗漱及用餐时间，护士应加强意外的预防。当病人使用利尿剂或镇静剂时，要密切注意其因频繁如厕以及精神恍惚所产生的意外。

（2）饮食护理：增加富含钙质和维生素 D 的食物，补充足够维生素 A、维生素 C 及含铁的食物，以利于钙的吸收。适度摄取蛋白质及脂肪。戒烟酒，避免咖啡因的摄入过多。

（3）心理护理：骨质疏松症病人由于疼痛及害怕骨折，常不敢运动而影响日常生活，当发生骨折时，需限制活动，不仅病人本身需要角色适应，其家属亦要面对此情境。因此，护士要协助病人及家属适应其角色与责任，尽量减少对病人康复治疗的不利因素。

（4）用药护理：①服用钙剂时要增加饮水量，以增加尿量，减少泌尿系结石形成的机会，服用时最好在用餐时间外服用，因空腹时服用效果最好。同时服用维生素 D 时，不可和绿叶蔬菜一起服用，以免形成钙赘合物而减少钙的吸收。②向病人说明性激素必须在医师的指导下使用，剂量要准确，并要与钙剂、维生素 D 同时使用，效果更好。服用雌激素应定期进行妇科检查和乳腺检查，反复阴道出血应减少用量，甚至停药。使用雄激素应定期监测肝功能。③服用二磷酸盐时，护士应指导病人空腹服用，服药期间不加钙剂，停药期间可给钙剂或维生素D制剂。用阿伦磷酸盐时应晨起空腹服用，同时饮清水200～300ml，至少在半小时内不能进食或喝饮料，也不能平卧，应采取立位或坐位，以减轻对食管的刺激，如果出现吞咽困难、吞咽痛或胸骨后疼痛，警惕可能发生食管炎、食管溃疡和食管糜烂情况，应立即停止用药。同时，应嘱病人不要咀嚼或吮吸药片，以防发生口咽部溃疡。④服用降钙素应注意观察不良反应，如食欲减退、恶心、颜面潮红等。

2.疼痛：骨痛与骨质疏松有关。

（1）休息：为减轻疼痛，可使用硬板床，取仰卧位或侧卧位，卧床休息数天到1周，可缓解疼痛。

（2）对症护理：①使用骨科辅助物：必要时使用背架、紧身衣等，以限制脊椎的活动度和给予脊椎支持，从而减轻疼痛。②物理疗法：对疼痛部位给予湿热敷，可促进血液循环，减轻肌肉痉挛，缓解疼痛。给予局部肌肉按摩，以减少因肌肉僵直所引发的疼痛。也可用超短波、微波或分米波疗法、低频及中频电疗法、磁疗法和激光等达到消炎和止痛效果。

（3）用药护理：药物的使用包括止痛剂、肌肉松弛剂或抗炎药物，要正确评估疼痛的程度，按医嘱用药。

第十章　神经系统疾病病人的护理

第一节 急性脊髓炎

【概述】

急性脊髓炎（acute myelitis）为脊髓白质脱髓鞘或坏死所致的急性脊髓横贯性损害。常在感染后或疫苗接种后发病，表现为病变水平以下肢体运动障碍、各种感觉缺失以及自主神经功能障碍。当病变迅速上升波及高颈段脊髓或延髓时，称为上升性脊髓炎；若脊髓内有两个以上散在病灶，称为播散性脊髓炎。

【 护理措施及依据】

1.躯体活动障碍与脊髓病变所致截瘫有关。

（1）饮食指导：给予高蛋白、高维生素且易消化的饮食，多吃瘦肉、豆制品、新鲜蔬菜、水果和含纤维素多的食物，供给足够的热量与水分，以刺激肠蠕动，减轻便秘和肠胀气。

（2）生活护理：卧气垫床或按摩床，指导舒适的床上卧位，保持肢体功能位置，协助被动运动和按摩，防止关节畸形和肌肉萎缩。协助皮肤护理和个人卫生处置，每天温水擦拭1～2次，每2小时翻身1次；对于排便失禁或尿失禁者，及时清理排泄物，维持外阴和肛周皮肤清洁、干燥，观察皮肤有无发红、破溃。出现臀红、肛周皮肤浸渍及时予以鞣酸软膏涂抹。由于病人感觉减退或缺失，不能感受疼痛等的刺激，应注意防止烫伤和冻伤，保持床单整洁干燥，避免皮肤的机械性刺激和骨突处受压，防止压疮；鼓励病人咳嗽和深呼吸，协助进食和饭后漱口，保持口腔清洁，预防口腔和肺部感染。

（3）病情监测：评估病人运动和感觉障碍的平面是否上升；观察病人是否存在呼吸费力、吞咽困难和构音障碍，注意有无药物不良反应，如消化道出血等。

（4）安全护理和康复护理：与病人及家属共同制定康复训练计划，提供必要的康复器械和安全防护设施，评估病人日常生活活动的依赖程度，指导病人早期康复训练，详见本章“运动障碍”的护理。

2.尿潴留／尿失禁与脊髓损害所致自主神经功能障碍有关。

（1）评估排尿情况：急性脊髓炎的病人早期脊髓休克，常出现尿潴留，病人无膀胱充盈感，呈无张力性神经源性膀胱，膀胱可因充盈过度而出现充盈性尿失禁；进入恢复期后感觉障碍平面逐渐下降，膀胱容量开始缩小，尿液充盈到300～400ml时即自动排尿，称反射性神经源性膀胱；护士应观察排尿的方式、次数、频率、时间、尿量与颜色，了解排尿是否困难，有无尿路刺激征，检查膀胱是否膨隆，区分是尿潴留还是充盈性尿失禁。

（2）对症护理：对于排尿困难或尿潴留的病人可给予膀胱区按摩、热敷或进行针灸、穴位封闭等治疗，促使膀胱肌收缩、排尿；尿失禁的病人容易造成尿床和骶尾部压疮，应保持床单整洁、干燥，勤换、勤洗，保护外阴部和臀部皮肤免受尿液刺激，必要时行体外接尿或留置导尿管。

（3）留置尿管的护理：留置尿管的病人要防止逆行感染。①严格无菌操作；定期更换尿管和无菌接尿袋；每天进行尿道口的清洗、消毒。②观察尿的颜色、性质与量，注意有无血尿、脓尿或结晶尿。③每4小时开放尿管1次，以训练膀胱充盈与收缩功能。④鼓励病人多喝水，2 500～3 000ml／d，以稀释尿液，促进代谢产物的排泄。

第二节　短暂性脑缺血发作

【概述】

短暂性脑缺血发作（transient ischemic attack，TIA）是指颅内血管病变引起的一过性或短暂性、局灶性脑或视网膜功能障碍，症状一般持续10～

15min，多在1h内恢复，最长不超过24h，可反复发作，不遗留神经功能缺损的症状和体征。临床研究结果表明：症状持续3h以上的TIA病人有影像学及病理学改变，故目前对TIA发作时间的限定尚存争议。

【护理措施及依据】

1.安全指导　无论颈内动脉系统TIA还是唯一基底动脉系统TIA，发作时病人因为一过性失明或眩晕，容易跌倒和受伤，应指导病人合理休息与运动，并采取适当的防护措施。发作时卧床休息，注意枕头不宜太高（以15°～20°为宜），以免影响头部的血液供应；仰头或头部转动时应缓慢、动作轻柔，转动幅度不要太大，防止因颈部活动过度或过急导致发作而跌伤。频繁发作的病人应避免重体力劳动，必要时如厕、沐浴以及外出活动时应有家人陪伴。

2.运动指导　规律的体育锻炼可以改善心脏功能、增加脑血流量、改善微循环，也可以降低已升高的血压，控制血糖水平和降低体重。因此，应鼓励病人增加及保持适当的体育运动，如散步、慢跑、踩脚踏车等，指导病人注意运动量和运动方式，选择适合个体的文体活动，做到劳逸结合。

3.用药护理指导　病人遵医嘱正确服药，不能随意更改、终止或自行购药服用。告知病人药物的作Hj机制、不良反应观察及用药注意事项。如肝素抗凝治疗时可出现皮肤出血点及青紫斑，个别病人甚至可诱发消化道出血，应密切观察有无出血倾向；使用阿司匹林、氯吡格雷或奥扎格雷等抗血小板聚集剂治疗时，可出现食欲不振、皮疹或白细胞减少等不良反应，发现异常情况应及时报告医生处理。

4.病情观察　频繁发作的病人应注意观察和记录每次发作的持续时间、间隔时间和伴随症状，观察病人肢体无力或麻木是否减轻或加重，有无头痛、头晕或其他脑功能受损的表现，警惕完全性缺血性脑卒中的发生。

第三节　脑梗死

【概述】

脑梗死(cerebral infarction,CI)又称缺血性脑卒中(cerebral ischemic stroke),包括脑血栓形成、腔隙性梗死和脑栓塞等,是指因脑部血液循环障碍,缺血、缺氧所致的局限性脑组织的缺血性坏死或软化。引起脑梗死的主要原因是供应脑部血液的颅内或颅外动脉发生闭塞性病变而未能得到及时、充分的侧支循环供血,使局部脑组织发生缺血、缺氧现象所致。脑梗死发病率为110/10万,约占全部脑卒中的60%～80%。临床上最常见的有脑血栓形成和脑栓塞。

【护理措施及依据】

1.躯体活动障碍

（1）生活护理、安全护理及康复护理：详见本章“运动障碍”的护理。

（2）用药护理：脑血栓病人常联合应用溶栓、抗凝、血管扩张药及脑代谢活化剂等治疗，护士应耐心解释各类药物的作用、不良反应及使用注意事项，指导病人遵医嘱正确用药。

1）使用溶栓抗凝药物时应严格把握药物剂量，密切观察意识和血压变化，定期进行神经功能评估，监测出凝血时间、凝血酶原时间，观察有无皮肤及消化道出血倾向，如黑便、牙龈出血、皮肤青紫瘀斑等。如果病人出现严重的头痛、急性血压增高、恶心或呕吐，应考虑是否并发颅内出血，立即停用溶栓、抗凝药物，协助紧急头颅CT检查。同时还要观察有无栓子脱落引起的小栓塞，如肠系膜上动脉栓塞可引起腹痛，下肢静脉栓塞时可出现皮肤肿胀、发红及肢体疼痛、功能障碍，发现异常应及时报告医生处理。

2）使用扩血管药尤其是尼莫地平等钙通道阻滞剂时，因能产生明显的扩血管作用，松弛血管平滑肌，使脑血流量增加，可导致病人头部胀痛、颜面部发红、血压降低等，应监测血压变化、减慢输液滴速（一般小于每分钟30滴），指导病人和家属不要随意自行调节输液速度，出现上述症状应及时报告医护人员。

3）使用低分子葡萄糖酐改善微循环治疗时，可出现发热、皮疹甚至过敏性休克，应密切观察。

（3）心理护理：脑卒中后因为大脑左前半球受损可以导致抑郁，加之由于沟通障碍，肢体功能恢复的过程很长，速度较慢，日常生活依赖他人照顾等原因，如果缺少家庭和社会支持，病人发生焦虑、抑郁的可能性会加大，而焦虑与抑郁情绪阻碍了病人的有效康复，从而严重影响病人的生活质量，因此应重视对精神情绪变化的监控，提高对抑郁、焦虑状态的认识，及时发现病人的心理问题，进行针对性心理治疗（解释、安慰、鼓励、保证等），以消除病人思想顾虑，稳定情绪，增强战胜疾病的信心。

2.吞咽障碍

（1）评估吞咽障碍的程度：观察病人能否自口进食，进食不同稠度食物的吞咽情况，饮水时有无呛咳，以及采用不同姿势技巧时的吞咽、进食效果（量和速度），评估有无营养障碍。

（2）饮食护理：鼓励能吞咽的病人进食，每天总热量在6 300kJ(1500kcal)左右。进食高蛋白、高维生素的食物，选择软饭、半流或糊状、胨状的黏稠食物，避免粗糙、干硬、辛辣等刺激性食物。少量多餐；给病人提供充足的进餐时间，以利充分咀嚼；如有食物滞留口内，鼓励病人用舌的运动将食物后送以利吞咽；进食后应保持坐立位30～60min，防止食物反流。病人吞咽困难、不能进食时给予营养支持，遵医嘱胃管鼻饲，并做好留置胃管的护理。

（3）防止窒息：进食前应注意休息，因为疲劳有可能增加误吸的危险；注意保持进餐环境的安静、舒适，告诉病人进餐时不要讲话，减少进餐时环境中分散注意力的干扰因素，如关闭电视、收音机，停止护理活动等；水、茶等稀薄液体最容易导致误吸，吞咽困难的病人不能使用吸水管，因为吸水管饮水需要比较复杂的口腔肌肉功能，如果用杯子饮水，杯中的水至少应保留半杯，因为水过少时，病人需要低头饮水的体位会增加误吸的危险；床旁备吸引装置，如果病人呛咳、误吸或呕吐，应立即让病人取头侧位，及时清理口鼻分泌物和呕吐物，保持呼吸道通畅，预防窒息和吸入性肺炎。

第四节　帕金森病

【概述】

帕金森病（Parkinsons disease，PD）又称帕金森病（paralysis agitans），是中老年常见的神经系统变性疾病，以静止性震颤、运动减少、肌强直和体位不稳为临床特征，主要病理改变是黑质多巴胺（DA）能神经元变性和路易小体形成。

【护理措施及依据】

1.躯体活动障碍与黑质病变、锥体外系功能障碍所致震颤、肌强直、体位不稳、随意运动异常有关。

（1）生活护理：加强巡视，主动了解病人的需要，既要指导和鼓励病人自我护理，做自己力所能及的事情，又要协助病人洗漱、进食、沐浴、大小便料理和做好安全防护，增进病人的舒适，预防并发症。

1）个人卫生：对于出汗多、皮脂腺分泌亢进的病人，要指导其穿柔软、宽松的棉布衣服；经常清洁皮肤，勤换被褥、衣服，勤洗澡，卧床病人应协助床上擦浴，每天1～2次。

2）皮肤护理：卧床病人垫气垫床或按摩床，保持床单整洁、干燥，定时翻身、拍背，并注意做好骨突处保护，预防压疮。

3）提供生活方便：对于下肢行动不便、起坐困难者，应配备高位坐厕、高脚椅、手杖、床铺护栏、室内或走道扶手等必要的辅助设施；保证床的高度适中；传呼器置于病人床边；生活日用品如茶杯、毛巾、纸巾、便器、手杖等固定放置于病人伸手可及处，以方便病人取用。

4）采取有效沟通方式：对有言语不清、构音障碍的病人，应耐心倾听病人的主诉，了解病人的生活需要和情感需要，可指导病人采用手势、纸笔、画板等沟通方式与他人交流；在与病人沟通的过程中态度要和蔼、诚恳，注意尊重病人，不可随意打断病人说话。

5）保持大小便通畅：对于顽固性便秘者，应指导多进食含纤维素多的食物，多吃新鲜蔬菜、水果，多喝水，每天双手顺时针按摩腹部，促进肠蠕动；还可指导适量服食蜂蜜、麻油等帮助通便；必要时遵医嘱口服液状石蜡、果导片、番泻叶等缓泻剂，或给予开塞露塞肛、灌肠、人工排便等。对于排尿困难的病人应评估病人有无尿潴留和尿路感染的症状和体征，可指导病人精神放松，腹部按摩、热敷以刺激排尿；膀胱充盈无法排尿时在无菌操作下给予导尿和留置尿管。

（2）运动护理：告知病人运动锻炼的目的在于防止和推迟关节强直与肢体挛缩；与病人和家属共同制定切实可行的具体锻炼计划。

1）疾病早期：起病初期病人主要表现为震颤，应指导病人维持和增加业余爱好，鼓励病人尽量参加有益的社交活动，坚持适当运动锻炼，如养花、下棋、散步、太极拳、体操等，注意保持身体和各关节的活动强度与最大活动范围。

2）疾病中期：对于已出现某些功能障碍或起坐已感到困难的动作要有计划有目的地锻炼，告诉病人知难而退或简单的家人包办只会加速其功能衰退。如病人感到从椅子上起立或座下有困难，应每天做完一般运动后，反复多次练习起坐动作；平时注意做力所能及的家务，如叠被子、扫地等，尽量做到自己的事情自己做。起步困难和步行时突然僵住不能动的病人往往会很紧张，以至步行更加困难，故应指导病人步行时思想放松，尽量夸大步伐；向前走时脚要抬高，双臂要摆动，目视前方，不要目视地面；转弯时，不要碎步移动，否则易失去平衡；护士或家人在协助病人行走时，不要强行拉着病人走；当病人感到脚粘在地上时，可告诉病人先向后退一步，再往前走，这样会比直接向前容易得多。

3）疾病晚期：病人出现显著的运动障碍而卧床不起，应帮助病人采取舒适体位，被动活动关节，按摩四肢肌肉，注意动作轻柔，勿造成病人疼痛和骨折。

（3）安全护理：措施见本章“运动障碍”的护理。强调：①对于上肢震颤未能控制、日常生活动作笨拙的病人，应谨防烧伤、烫伤等。如避免病人自行使用液化气炉灶，尽量不让病人自己从开水瓶中倒水，为端碗持筷困难者准备带有大把手的餐具，选用不易打碎的不锈钢饭碗、水杯和汤勺，避免玻璃和陶瓷制品等。②对有幻觉、错觉、欣快、抑郁、精神错乱、意识模糊或智能障碍的病人应特别强调专人陪护。护士应认真查对病人是否按时服药，有无错服或误服，药物代为保管，每次送服到口；严格交接班制度，禁止病人自行使用锐利器械和危险品；智能障碍的病人应安置在有严密监控的区域，避免自伤、坠床、坠楼、走失、伤人等意外发生。

2.长期自尊低下与震颤、流涎、面肌强直等身体形象改变和言语障碍、生活依赖他人有关。

（1）心理护理：PD病人早期动作迟钝笨拙、表情淡漠、语言断续、流涎，病人往往产生自卑、忧郁心理，回避人际交往，拒绝社交活动，整日沉默寡言，闷闷不乐；随着病程延长，病情进行性加重，病人丧失劳动能力，生活自理能力也逐渐下降，会产生焦虑、恐惧甚至绝望心理。护士应细心观察病人的心理反应，鼓励病人表达并注意倾听他们的心理感受，与病人讨论身体健康状况改变所造成的影响、不利于应对的因素，及时给予正确的信息和引导，使其能够接受和适应自己目前的状态并能设法改善。鼓励病人尽量维持过去的兴趣与爱好，多与他人交往；指导家属关心体贴病人，为病人创造良好的亲情氛围，减轻他们的心理压力。告诉病人本病病程长、进展缓慢、治疗周期长，而疗效的好坏常与病人精神情绪有关，鼓励他们保持良好心态。

（2）自我修饰指导：指导病人进行如鼓腮、伸舌、噘嘴、龇牙、吹吸等面肌功能训练，可以改善面部表情和吞咽困难，协调发音；督促进食后及时清洁口腔，随身携带纸巾擦尽口角溢出的分泌物，注意保持个人卫生和着装整洁等，以尽量维护自我形象。

3.知识缺乏本病相关知识与药物治疗知识。

（1）疾病知识指导：早期轻型病例无需特殊治疗，主要是鼓励病人进行适当的活动与体育锻炼；当疾病影响到病人日常生活和工作能力时，适当的药物治疗可以不同程度减轻症状，并不能阻断病情发展，而长期的药物治疗可能有导致后期并发症的风险，因此，疾病总的趋势是越来越重。应指导病人及家属了解本病的临床表现、病程进展和主要并发症，帮助病人和照顾者适应角色的转变，掌握自我护理知识。

（2）用药指导：告知病人本病需要长期或终身服药治疗，让病人了解常用的药物种类、用法、服药注意事项、疗效及不良反应的观察与处理。告诉病人长期服药过程中可能会突然出现某些症状加重或疗效减退，让病人了解用药过程可能出现的“开一关现象”“剂末现象”以及应对方法。

1）疗效观察：服药过程中要仔细观察震颤、肌强直和其他运动功能、语言功能的改善程度，观察病人起坐的速度、步行的姿势，讲话的音调与流利程度，写字、梳头、扣纽扣、系鞋带以及进食动作等，以确定药物疗效。

2）药物不良反应及其处理方法：①左旋多巴制剂：早期会有食欲减退、恶心、呕吐、腹痛、直立性低血压、失眠、不宁等不良反应，一般选择进食时服药或减小服药剂量，症状会逐渐消失；当出现幻觉、妄想等严重精神症状时，应报告医生积极处理。长期服用左旋多巴制剂会出现运动障碍和症状波动等长期治疗综合征。运动障碍又称“异动症”，是舞蹈样或肌张力障碍样异常不随意运动，表现为怪相、摇头以及双臂、双腿和躯干的各种异常运动，一般可在减量或停药后改善或消失。症状波动包括“开一关现象”和“剂末恶化”两种。“开一关现象”指每天多次突然波动于严重运动减少和缓解（但伴有异动症）两种状态之间，多见于病情严重者，一般与服药时间和剂量无关，不可预料，减少每次剂量，增加服药次数而每天总药量不变或适当加用多巴胺受体激动剂，减少左旋多巴用量，可以防止或减少发生；“剂末恶化”又称疗效减退，指每次服药后药物的作用时间逐渐缩短，表现为症状有规律性的波动，与有效血药浓度有关，可以预知，故增加每天总剂量并分开多次服用可以预防。服用多巴胺能制剂治疗时，应从小剂量开始，逐步缓慢加量直至有效维持；服药期间尽量避免使用维生素B6、氯氮、利血平、氯丙嗪、奋乃静等药物，以免降低药物疗效或导致直立性低血压；长期服用疗效减退时，应积极寻找和去除任何使病情加重的原因；出现症状波动和运动障碍时，应观察和记录如“开一关现象”等发生的次数与持续时间，以便为调整药物提供依据。②抗胆碱能药物：可协助维持纹状体的递质平衡，常见不良反应为口干、眼花（瞳孔扩大）、少汗、便秘、排尿困难等，青光眼及前列腺肥大者忌用。③金刚烷胺：主要作用为促进神经末梢释放多巴胺和减少多巴胺再摄取，有口渴、失眠、食欲不振、头晕、足踝水肿、视力障碍、心悸、精神症状等不良反应，严重肾病者禁用。④多巴胺受体激动剂：能直接激动纹状体，产生与多巴胺作用相同的药物，常见不良反应有恶心、呕吐、头晕、乏力、皮肤瘙痒、便秘，剂量过大时，可有精神症状、直立性低血压等。

4.营养失调：低于机体需要量 与吞咽困难、饮食减少和肌强直、震颤所致机体消耗量增加等有关。

（1）饮食指导：告知病人与家属导致营养低下的原因、饮食治疗的原则与目的，指导合理选择饮食和正确进食。

1）饮食原则：给予高热量、高维生素、高纤维素、低盐、低脂、适量优质蛋白的易消化饮食，并根据病情变化及时调整和补充各种营养素，戒烟、酒。鼓励病人多食新鲜蔬菜、水果，及时补充水分，以保持大便通畅，减轻腹胀和便秘；由于高蛋白饮食会降低左旋多巴类药物的疗效，故不宜盲目给予过多的蛋白质；槟榔为抗胆碱能食物，可降低抗胆碱能药物的疗效，也应避免食用。

2）进食方法：进食或饮水时保持坐位或半卧位，注意力集中，并给予病人充足的时间和安静的进食环境，不催促、打扰病人进食；对于流涎过多的病人可使用吸管吸食流质；对于咀嚼能力和消化功能减退的病人应给予易消化、易咀嚼的细软、无刺激性的软食或半流食，少量多餐；对于咀嚼和吞咽功能障碍者应选用稀粥、面片、蒸蛋等精细制作的小块食物或黏稠不易反流的食物，并指导病人少量分次吞咽；对于进食困难、饮水反呛的病人要及时给予鼻饲，并做好相应护理，防止经口进食引起误吸、窒息或吸入性肺炎。

（2）营养支持：根据病情需要，遵医嘱静脉补充足够的营养，如葡萄糖、电解质、脂肪　乳等，也可使用鼻饲流质或经皮胃管（胃造瘘术）进食。

（3）营养状况监测：评估病人饮食和营养状况，注意每天进食量和食品的组成；了解病　人的精神状态与体重变化，评估病人的皮肤、尿量及实验室指标变化情况。

第十一章　普通外科常见疾病护理

第一节 甲状腺疾病护理

【概述】

甲状腺疾病主要分为内科治疗的甲状腺疾病和外科治疗的甲状腺疾病两大类。内科治疗的甲状腺疾病主要包括甲状腺功能亢进症（俗称甲亢）和甲状腺炎症（包括急性、亚急性和慢性甲状腺炎症）。外科治疗的甲状腺疾病包括甲状腺肿和甲状腺肿瘤。两者的主要区别是内科治疗的甲状腺疾病甲状腺功能检查有异常，而外科治疗的甲状腺疾病甲状腺功能检查都正常。但两者并不是绝对孤立的，两者之间也可以相互转变，特别是内科性的甲状腺疾病也可能需要外科治疗。本文主要对四类甲状腺疾病甲状腺肿、甲状腺功能亢进（甲亢）、甲状腺炎症、甲状腺肿瘤进行介绍。

【护理】

1. 皮肤护理指导　多数甲亢病人多汗、皮肤潮湿，易引起皮肤破溃，告知用软毛巾温水擦浴，注意保暖。被服衣裤要经常更换，保持皮肤干燥，口腔清洁。甲减病人注意保暖，勤洗澡，皮肤表面涂润肤膏，减轻干燥及脱屑，眼睑及手皮肤水肿者注意防止破溃。

2. 排泄问题指导　稀便及便秘是甲亢病人常见症状，告知少吃辛辣食物，忌食生冷食物，减少食物中粗纤维的摄入以减少排便次数。甲减病人告知多食粗纤维食物，每日多喝水，定时排便，适当运动及腹部按摩以刺激肠蠕动，必要时应用轻泻药。

3. 安全护理指导　在甲亢控制不达标时，20～40 岁男性好发周期性瘫痪，告知应有家属陪伴，避免诱发因素，如剧烈运动、高糖类饮食、注射胰岛素等，避免发生摔倒等意外事故。

4.特殊问题护理指导

（1）甲状腺危象：强调避免诱发因素的发生，如感染、手术、 创伤、 严重的药物 反应、心肌梗死等。如发现有高热（39°C 以上）、心动过速（140～240min ）、烦躁不安、大汗淋漓、厌食等症状应立即报告医生。 告知预防危象的措施，如按时服药、遵医嘱调整药量、不无故停药、预防和控制感染、避免过度劳累、消除紧张心理等。

（2）眼征：多为单纯性突眼和浸润性突眼。告知注意休息眼睛，避免强光刺激，外出时戴反光眼镜，睡前涂抗生素眼膏。眼睑不能闭合者给予覆纱布或戴眼罩，防止 角膜、结膜损伤。 嘱咐不做剧烈眼部运动，以免加重突出。抬高头部卧位 ，一般床头抬高 20°～30°。

5.饮食指导　说明甲亢病人由于代谢加速，对营养物质需求大，宜食用高热量、高蛋白、高维生素饮食，以补充消耗。每天总热量 2000～3000kcalkcal=4.2J，蛋白质 1.5～2g/kg，饮食中应有动物内脏、瘦肉、鸡蛋、鱼类、豆制品、新鲜蔬菜水果、奶类等。少吃辛辣刺激食物。禁食含碘食物，如海产品，戒烟酒。甲减病人宜食低热量、低钠、高蛋白、粗纤维食物，如蔬菜、水果，每天饮用足够量水（2000～3000ml/d ，注意观察水肿现象，定时测体重。

6.服药指导　告知抗甲状腺药物的不良反应为粒细胞减少、 皮疹、胆汁淤积性黄疸、病毒性肝炎等。服药应按时、按量、长期坚持，服药时注意观察有无甲减症状， 出现皮疹、乏力应立即报告。甲减病人需终身服药，不能按药量任意增减药量，服药 期间注意观察血压、体重、脉搏的变化及有无甲亢症状。

7.心理指导　本病因病程长、病情易反复，易产生抑郁心态而加重病情，应帮助 尽快适应病人角色，积极与医务人员配合 ，尽早得到充分而合理治疗，争取较长时间 的缓解。教会病人在学习、工作、生活中劳逸结合，避免情绪激动，消除精神压力。

二、手术护理

（一）术前护理

甲状腺瘤有诱发甲亢和恶变的可能，原则上应早期手术切除，一般行患侧甲状腺 大部分切除术， 若腺瘤小可行单纯腺瘤切除； 甲状腺癌以手术为主，一般行甲状腺癌 根治术加颈部淋巴结清扫术； 甲状腺大部分切除术是治疗甲亢的有效方法 ，即切除腺体的 80%～90% ，同时切除峡部，每侧残留腺体约成人拇指大小。

1. 心理指导　甲亢病人性情急躁、情绪易激动，应告知病人及家属其原因是体内 激素失衡的结果，鼓励病人做分散注意力的活动，如看电视、听音乐等。

2. 饮食指导　宜进高热量、高蛋白、高碳水化合物及高维生素营养丰富的食物， 如鱼、肉、水果等，以增加手术耐受力。禁用对中枢神经有兴奋作用的浓茶、咖啡等 刺激性饮料，戒烟、酒。

3. 活动、休息指导　指导甲亢病人减少活动，适当卧床休息，以免体力消耗。

（二）术后护理

1. 体位　病人回病房后取平卧位 （可不去枕） ，待血压平稳或全麻清醒后取半卧位，可减轻切口部位的张力；利于呼吸及痰的咳出，保持呼吸道通畅。

2. 饮食　术后 6 小时可给予少量温或凉开水 ，若无呛咳、误咽等不适，可逐步给 予便于吞咽的温凉流质饮食（如牛奶、藕粉、米油等） ，以后逐步过渡到半流质和软食（如面条、蛋糕、面包片等）。病人如出现呛咳，可给静脉补液或坐起进食或进半 流质、固体食物。

3. 活动　保持头颈部于舒适位，床上坐起或弯曲颈部、移动颈部时 ，用手固定颈部以减少震动，避免颈部过度伸展， 头部活动应缓慢。术后次日即可下床活动，起身、下床时，可用手放于颈后支撑头部重量，以减少震动 ，减轻术后刀口疼痛和切口内出血。

4. 引流管　术后放置引流管 24～48 小时，目的是便于观察切口内出血情况和及时 引流切口内的积血，预防术后气管受压，要注意固定牢固，下床活动时将引流袋用夹子夹在低于引流管引出处的衣服上，防止引流液倒流，并注意引流量和颜色，出现异常情况及时告知医护人员。

5. 减少说话术后 48 小时内，病人应避免过频谈话，使声带和喉部处于休息状态，减少切口内出血。

6. 避免剧烈咳嗽如果感到咽部有分泌物而咳嗽时，应用手固定颈部以减少震动，及时排出痰液，必要时雾化吸入，每日 2 次，以减轻咽部肿痛，预防感染。

7. 防治术后并发症术后常见并发症有呼吸困难、窒息、声音嘶哑、失音、误咽、 音渊降低、手足抽搐和甲状腺危象等，应严密观察病情，及时发现，及时处理。

第二节　乳腺癌护理

【概述】

女性乳腺是由皮肤、纤维组织、乳腺腺体和脂肪组成的，乳腺癌是发生在乳腺腺上皮组织的恶性肿瘤。乳腺癌中 99%发生在女性，男性仅占 1% 。

乳腺并不是维持人体生命活动的重要器官，原位乳腺癌并不致命；但由于乳腺癌细胞丧失了正常细胞的特性，细胞之间连接松散，容易脱落。癌细胞一旦脱落，游离 的癌细胞可以随血液或淋巴液播散全身，形成转移，危及生命。目前乳腺癌已成为威 胁女性身心健康的常见肿瘤。全球乳腺癌发病率自 20 世纪 70 年代末开始一直呈上升趋势。美国 8 名妇女一生中就会有 1 人患乳腺癌。中国不是乳腺癌的高发国家，但不宜乐观，近年我国乳腺癌发病率的增长速度却高出高发国家 100～200 百分点。据国家癌症中心和卫生部疾病预防控制局 2012 年公布的 2009 年乳腺癌发病数据显示：全国肿瘤登记地区乳腺癌发病率位居女性恶性肿瘤的第 1 位， 女性乳腺癌发病率 （粗率）全国合计为 42.55 / 10 万，城市为 51.91 / 10 万，农村为 23.12 / 10 万。

乳腺癌已成为当前社会的重大公共卫生问题。自 20 世纪 90 年代全球乳腺癌死亡率呈现出下降趋势；究其原因，一是乳腺癌筛查工作的开展，使早期病例的比例增加；二是乳腺癌综合治疗的开展， 提高了疗效。乳腺癌已成为疗效最佳的实体肿瘤之一。

【护理】

（一）术前护理

1. 心理指导　乳腺癌病人术前复杂的心理变化主要表现为对癌症的否认、对手术的害怕、对预后的恐惧及对根治术后胸部形态改变的担忧 ，应多了解和关心病人，加强心理疏导，告知病人应保持情绪稳定，解除思想顾虑，放松紧张心理，同时也需要 家属的配合，给予患者支持和安慰，必要时请其他病友现身说法，帮助病人度过心理 调适期，鼓励病人树立战胜疾病的信心，以良好的心态面对疾病和治疗。

2. 饮食指导　可进食高蛋白、高热量、富含维生素和膳食纤维的高营养多样化软食，为术后创面愈合创造有利条件。

3. 妊娠或哺乳期的病人应立即终止妊娠或断乳，以免因激素作用活跃而加快乳腺癌的发展。

4. 乳腺癌手术前的准备应按一切大手术常规，同时对患有其他严重疾病患者，术前须进行医治，以提高各主要脏器的功能储备。例如，合并有心血管疾病的患者，术中和术后可能出现心功能不全或心律失常 ，故在手术前要积极治疗，以免手术时出现 意外。

（二）术后护理

1. 体位与活动指导患者于术后 6 小时内枕平卧位， 患肢用软枕抬高 30° ～40° ，使手高于肘部， 肘高于心脏，以利于静脉和淋巴回流 ，防止患肢肿胀。6小时后血压平稳可取半卧位，利于切口引流和使横隔下降以改善呼吸。术后次日可在床上翻身、坐起，如无不适可行下床活动，下床时，患肢用健侧手托起或用吊带托 起，防止患肢下垂。

2.饮食指导　术后6小时患者如无恶心、呕吐等麻醉反应时，可正常饮食。

（1）进食多样化且营养丰富的食物，注意摄取多种维生素及微量元素，以加速伤口愈合。

（2）忌高脂肪饮食，因脂肪餐后，脂肪酸经芳香化可转化成雌激素。

3.引流管护理指导　术后患者伤口置腋下引流管，其目的是及时引流出创腔的积血、积液 ，避免皮瓣坏死引起感染。应妥善固定，翻身活动时防止引流管受牵拉、打折、扭曲及脱出；下床活动时将引流袋固定于低于引流管开口处的衣服上，防止引流 液倒流引起感染。保持引流通畅，定时逆向积压引流管，并注意引流液的颜色和量，一般术后1～2 天，每日引流血性液体50～100ml ，以后逐渐减少，术后4 ～5 天，皮瓣下无积液，创面与皮肤紧贴即可拔管，注意不可自行随意拔除。引流过程中， 若有局部 积液，皮瓣不能紧贴胸壁，且有波动感时，应报告医生及时处理。

4.呼吸的观察乳腺癌扩大根治术有损伤胸膜的可能，易导致气胸，应注意患者呼吸变化，如出现胸闷、气促等异常情况，应及时告知医护人员。

5.患肢血运观察患者于术后需用胸带或绷带加压包扎，使皮瓣或所植皮片与创面紧贴，利于愈合。应注意患侧肢体远端的血供情况（皮肤颜色、温度、脉搏等)，如皮肤青紫色伴皮温低，脉搏扪不清，提示腋部血管受压，应告知医护人员及时调整胸 带的松紧度，如发现包扎带松脱，应及时告知医护人员给予重新加压包扎。

6.预防患肢水肿若患者患侧上肢水肿为根治术后常见的并发症 ，主要原因是切除腋窝淋巴结后，来自上臂的淋巴回流不畅或头静脉被结扎、腋静脉栓塞、感染、放疗、积液、局部复发等均可使回流障碍加重，故术后应预防性抬高患肢，不在患侧上 肢测血压、抽血、输液或皮下注射等。注意自我保护患侧上肢，平卧时用小枕垫高患侧上肢，下床活动时用吊带托扶，需他人扶持时只能扶健侧，以防腋窝皮瓣滑动而影响愈合；要自行经常用健侧上肢向心性按摩患侧上肢 ，或进行握拳、屈肘、伸肘运 动，以促进淋巴回流；患肢肿胀严重者，可带弹力袖促进淋巴回流，减轻水肿。

7. 患侧上肢的功能锻炼　为减少疤痕挛缩影响患肢功能，患者应早期开始患侧上肢锻炼。术后 3 天内患侧上肢制动，避免外展上臂，以免腋窝皮瓣的滑动而影响愈合；术后 1～ 2 天可做伸指、握拳、屈腕动作；第 3～4 天作曲肘动作；第 5 天练习患侧手掌摸 对侧肩及同侧耳廓；第 7 天可做肩部活动；第 9 ～ 12 天可锻炼抬高患侧上肢 ，做手指爬墙运动，初时用健侧手掌托住患侧肘部，慢慢抬高，直至与肩平；第 14 天练习将患侧手掌置于颈后，开始是曲肘低头位，逐渐达抬头挺胸位。直至患侧手指能高举过头， 自行梳理头发。在进行患肢锻炼时，如感到肩部疼痛，应减少活动量，待疼痛好转后 再逐渐进行活动。注意循序渐进， 不可活动过度。活动的原则是： 患肢 7 天内不上举，10 天之内不外展。

第三节 胃肠穿孔护理

【概述】

胃穿孔是溃疡病患者最严重的并发症之一。胃穿孔最常见的原因是在胃溃疡的基础上暴饮暴食所致，暴饮暴食能引起胃酸和胃蛋白酶增加、胃容积增大，很容易诱发胃穿孔。患者突然发生剧烈腹痛，疼痛最初开始于上腹部或穿孔的部位，常呈刀割或 烧灼样痛，一般为持续性，疼痛很快扩散至全腹部。

【护理要点】

（一） 术前护理

1. 心理指导　术前要安慰体贴病人，耐心解答病人及家属提出的问题，消除病人不良心理，增强对手术的信心。向病人讲解手术及麻醉知识、注意事项、手术治疗的必要性及安全性，使病人能很好地配合治疗。

2.饮食指导　嘱病人严格禁饮食，告知禁饮食的目的是减轻胃肠道的压力、避免进食后食物自穿孔处溢入腹腔、术中麻醉后呕吐物窒息、术后腹胀不适、影响吻合口愈合等。

3.胃管护理指导　留置胃管的目的是引出胃肠道的气体、液体，防止胃内容物继续漏入腹腔，有利于穿孔自行闭合和腹膜炎的好转，应注意腹部情况，如腹膜刺激征减轻，有微弱肠鸣音出现，或有肛门排气、排便，可进行非手术治疗，反之应进行手术治疗。

4.其他术前准备指导　根据医嘱留置尿管、备皮、备血、术前用药等。告知病人留置尿管的目的是术中麻醉期间引出尿液，观察记录尿量为临床补液提供参考依据；备皮为彻底清除术区污垢，预防术后切口感染；备血为术中输血时做血交叉所用；术前用药为稳定病人情绪，避免过度紧张，松弛平滑肌，减少呼吸道分泌物，保持气道通畅。

（二）术后护理

1.体位与活动指导　根据麻醉方式取合理卧位，全身麻醉者取枕平卧位，头侧向一边，以防止呕吐物窒息，待病人神志清醒，血压平稳后取半卧位；硬膜外麻醉者术后，枕平卧4～6小时，防止脑压降低导致头痛。告知病人半卧位可利于引流与呼吸，减轻腹部刀口张力及疼痛。术后应争取尽早活动，早期活动可促进肠胃功能恢复，改善全身循环，避免静脉血栓形成，24小时内可在床上做肢体主动及被动活动，术后1日可坐起，3～4日可下床室内活动，7～10日拆线后可进行室外活动。

2.饮食指导　术后留置胃管期间，嘱病人禁饮食，定时漱口、刷牙，保持口腔清洁。胃管拔除后，遵医嘱进食。拔管当日：试行少量饮水，4～5汤匙/次，1～2小时1次，如无不适，次日可适量进食。第2日：进半量流质饮食，50～80ml / 次，如蛋 汤、菜汤、藕粉、米油等 ，避免进食易产气食物如牛奶、豆汁、甜食等，以免引起腹 胀。第 3 日：进全量流质，100～150 / 次。第 4 日：可进半流质饮食，以稀饭为好。第 10～4 日：可进软食。

饮食注意：①观察病人进食后有无腹痛、腹胀等不适，如有不适应停止进食。② 少食牛奶、豆类等产气食物，忌生、 冷、硬、油煎、酸、辣、浓茶等干硬、刺激性食 物。③少食多餐，开始时每日 5～6 餐，以后逐渐减少进餐次数并增加每次进餐量，应 循序渐进。④病人进餐后要平卧 10～0 分钟，以防出现倾倒综合征。

3. 胃管护理指导

（1）妥善固定胃管 ，防止脱出或移位， 严防自行拔除。因行胃大部切除术的病人，如果胃管脱出，在插胃管时易损伤吻合口引起吻合口瘘。 （护士对于此类手术病人的胃管不能随意调整，应由手术医生调整）。

（2）保持胃管引流通畅 ，负压吸力不可过大，以免压力过大使胃黏膜吸附于胃管头端的小孔内致引流不畅。可每隔 2～4 小时用少量生理盐水冲洗胃管 ，防止胃管堵塞。

(3) 注意观察病人引流液的颜色、性质和量。正常胃液颜色是白色透明的，手术后由于应激状态，胃液变为褐色或浅褐色，同时因为十二指肠液和胆汁反流使胃液变 为草绿色。一般术后 24 小时内胃液为暗红色或咖啡色液，约 100～300ml 如胃管内有大量鲜血流出，可能有吻合口出血，应及时通知医生处理。

（4）术后 3～天，胃肠引流液量减少， 色正常，肠蠕动恢复，肛门排气后，可拔除胃管。

（5）留置胃管期间注意保持口腔清洁，每日口腔护理、漱口、 自行刷牙，避免口腔并发症发生。

肠梗阻的护理

【概述】

任何原因引起的肠内容物通过障碍统称肠梗阻。它是常见的外科急腹症之一。有时急性肠梗阻诊断困难，病情发展快 ，常致患者死亡。目前的死亡率一般为5%～10%，有绞窄性肠梗阻者为 10 %～20% 。水、电解质与酸碱平衡失调，以及患者年龄大合并心肺功能不全等常为死亡原因。

（一）术前护理

【护理要点】

1. 心理指导　安慰体贴病人，努力减轻其紧张恐惧心理，以积极配合各种治疗、 护理。对需手术治疗者向其讲解疾病、手术、麻醉知识，使其正确认识疾病及预后，安心住院治疗。

2. 饮食指导　急性期严格禁饮食，以减轻肠道压力，改善循环。如病人肛门恢复排气、排便 ，腹痛、腹胀消失 12 小时后，可进少量流质饮食，忌甜食及易产气如牛奶 等食品；无不适，24 小时后进半流质饮食；3 日后进软食。如经禁饮食、抗感染治疗， 梗 阻症状仍不能缓解或加重， 应行手术治疗。

3. 胃肠减压护理指导

（1）留置胃管前应向病人讲解该操作的作用及注意事项。

（2）妥善固定，防止脱出。嘱病人注意保护胃管勿打折、脱落或自行拔出。

（3）保持有效负压吸引。告知病人通过胃肠减压可吸出胃肠道的气体、液体， 减轻腹胀，降低肠腔内压力，减少肠腔内的细菌和毒素，改善肠壁血循环，有利于改善 局部病变和全身情况。

（4）观察胃管引流液的颜色、性状及量，若发现有血性液，应考虑有绞窄性肠梗 阻的可能。

（5）留置胃管期间应做好口腔护理，必要时协助其漱口、刷牙等 ，保持口腔清洁，预防口臭、口腔溃疡等。

4. 灌肠指导　向病人讲解灌肠的目的是协助其排出肠内容物，恢复肠道畅通，减 轻腹胀，增加舒适感。

5. 病情观察　观察病人神志、体温、脉搏、呼吸、血压及腹部体征改变，如出现绞窄情况或肠坏死可能，遵医嘱做好术前准备，急诊手术。 腹痛、腹胀时，勿进行热 敷，以免引起炎症扩散。

（二）　术后护理

1. 体位与活动指导　根据麻醉方式取合理卧位，全身麻醉者取去枕平卧位，头侧向一边，以防止呕吐物窒息，待病人神志清，血压平稳后取半卧位；硬膜外麻醉者术后去枕平卧 4～6 小时，防止脑压降低导致头痛，术后应争取尽早活动，早期活动可促 进胃肠功能恢复，改善全身循环，避免肠粘连及静脉血栓形成。

2. 饮食指导　术后留置胃管期间禁饮食 ，待肠蠕动恢复 ，肛门排气 ，拔除胃管后，可进流质 ，1 周后进半流质，两周左右可进容易消化的少渣普食，以减轻肠道负 担，利于吻合口的愈合。如行肠切除者，进食时间应在肛门排气后 1～2 天后开始。

3. 胃管护理指导　妥善固定胃管，勿脱出及阻塞，保持引流通畅，必要时可冲洗胃管，观察记录胃液引流情况，如胃管内有大量鲜血流出 ，应及时通知医生处理，如肠蠕动恢复，肛门排气后可拔除胃管。留置胃管期间做好口腔护理，保持口腔清洁，避免口腔并发症发生。

4. 伤口敷料引流管护理指导　术后保持伤口敷料清整，防止敷料脱落，发现敷料渗湿，及时通知医生察看处理；告知病人各引流管的作用及注意事项，妥善固定，勿打折、脱落，下床活动时 ，将引流管固定于低于引流管出口处，避免引流液逆流，每日更换引流袋。引流管阻塞、引流液异常时及时通知医生处理。

5. 并发肠瘘的护理指导　术后 1 周 ，如病人感到腹痛、腹胀、高热、腹壁切口红肿、腹部切口有粪臭味并有液体流出，说明已并发肠瘘 ，应注意保持瘘口周围皮肤 清洁干燥，经常用温水擦净周围的污物，并涂氧化锌软膏保护局部皮肤，防止发生皮炎。

第十二章 胸外科常见疾病护理

第一节 创伤性气胸的急救护理

1.创伤急救的准备工作　病人入院时，护理人员应立即准备好抢救器械及药品。 搬动病人时，应双手平托病人的躯干部，保护病人的受伤部位。立即去掉污染衣裤，暴露受伤部位，用胸带包扎固定胸部，以减轻疼痛和控制反常呼吸，避免加重胸部损伤。

2.及时纠正休克

（1）快速补充血容量 ，建立静脉通路 ，必要时加压输血输液。若静脉穿刺有困难，立即报告医师做大隐静脉切开或锁骨下静脉穿刺。测定中心静脉压，作为输液的客观指标。

（2）严密观察病情变化，监测 P、 R、 BP 并详细记录。如病人输液输血后血压不回升反而下降，应考虑胸腔内有活动性出血或合并其他脏器破裂的可能。应及时报告 医师迅速查明原因，对症处理。

（3）对严重休克病人应取平卧位， 收缩压稳定在 10kPa 以上时，应予半卧位，以利胸腔引流，减少血液对肺脏的压迫而促使肺扩张。

（4）保持呼吸道通畅，改善通气功能：首先清除口腔及呼吸道的分泌物，给予氧气吸入，短时间内使氧气压达到 10.6kPa 以上。按常规给病人做超声雾化吸入。

（5）密切观察尿量、尿色给病人留置导尿，每小时观察尿量、尿色，发现异常及 时报告医师处理。

3.迅速排出胸腔积血积气　病人胸腔内大量积血、积气，使气管移位， 肺脏被压缩 30%以上，引起呼吸、循环衰竭。应在抢救休克同时立即给予胸腔闭式引流。胸腔引流的护理除按一般引流护理外，应特别注意观察引流液的性质、量及颜色，并正确记录。如每小时引流量超过300ml，持续3 小时以上或引流的血液很快凝固，应考虑有活动性出血的可能，要及时报告医师， 采取相应措施。每次引流量不得超过800ml，以免纵隔移位。

4.观察胸腔内气体排出情况 如24 小时后平静呼吸时，引流管内仍有大量气体逸出，则考虑有支气管断裂或肺组织破裂的可能；如咳嗽或深呼吸时有大量气泡逸出且水柱波动大，应考虑有肺泡破裂或胸腔内有大量残留气体的可能；如咳嗽时无气泡 逸出 ，水柱波动不明显 ，听诊伤侧呼吸音清，表明伤侧肺组织膨胀良好，可考虑拔管。

5.鼓励病人咳嗽、排痰、经常变换体位， 并轻轻叩拍病人背部，以利咳痰。亦可轻压病人气管，反射性地促使病人用力咳痰。

6.咳嗽时可用双手按住病人的胸部两侧，使伤处固定，减少咳嗽时的疼痛。

7.心理护理 注意与病人及其家属的沟通，及时解释和说明病情，缓解病人及其家属的紧张和焦虑感，使其以愉快的心态配合治疗和护理。向病人及其家属说明疾病的相关知识、治疗护理要点及相关注意事项，并做好住院指导。

第二节 肋骨骨折护理

【护理要点】

（一）减轻疼痛

1.观察疼痛的程度、性质，并观察镇痛剂的效果。

2.依病人的情况，遵医嘱给予镇痛剂，并评估是否有呼吸抑制的情况。

3.协助医生行肋间神经阻断术， 即在椎骨旁肋下向肋间神经途径注射2 %的利多卡因2～4ml，包括骨折处上、下各两根肋间神经。

4.在骨折处用沙袋加压，或用厚敷料覆盖伤部，外加胶布固定，此种方法影响肺部扩张，只可作暂时的应急之用。

5.在进行胸部体疗时，用手或枕头压住病人的胸部，以减轻不适。

6. 指导病人进行深呼吸或有效咳嗽。

（二）维持呼吸平稳、

1. 清除分泌物，鼓励病人咳嗽，必要时行鼻插管，保持气道通畅。

2. 给予氧气吸入。

3. 鼓励病人进行深呼吸及有效咳嗽。

4. 鼓励病人取半卧位姿势以利肺扩张。

5. 减少不必要的活动，以减少不必要的耗氧量。

6. 必要时利用间歇性正压呼吸机 （IPPB），以协助换气功能。

（三）预防感染

1. 严格无菌技术操作。

2. 保持伤口的清洁干燥。

3. 评估痰的性质，并鼓励自行咳痰或予以吸痰。

4. 评估有无感染征象。

5. 遵医嘱给予抗生素。

第三节　先天性心脏病的护理

【概述】

先天性心脏病是心脏胚胎发育畸形或遗留缺损。先天性心脏病可分为：①非发绀型 ：室间隔缺损、动脉导管未闭、房间隔缺损、主动脉缩窄、肺动脉瓣狭窄及主动脉 瓣狭窄。②发绀型：法乐氏四联征、大动脉移位、 三尖瓣闭锁和艾森门格综合征等。

【护理要点】

1. 护士应开展卫生宣教工作

（1）妊娠期如有饮酒、服药、接受过 X 线辐射或有风疹、妊娠并发症的妇女，应定期检查。

（2）病儿有兄弟姐妹的， 应提醒其母亲及早带子女去医院检查。

（3）牙齿及口腔如有炎症，应做好口腔护理，给予适量抗生素，以预防细菌性心 内膜炎。

2. 先心术后护理

（1）严密观察神志、表情、瞳孔、感觉及四肢活动的情况，每小时检查 1 次，以便及早发现颅内并发症。

（2）婴幼儿的呼吸道较小，极易被痰液或呕吐物堵塞，引起窒息，术后维持呼吸 道通畅至关重要， 特别是有气管插管使用呼吸机的病儿，应每小时吸痰一次。

（3）维持纵隔，心包或胸腔引流通畅，至少每 30 分钟挤捏引流管一次，密切观察 有无心脏压塞症状：血压低；心动过速；奇脉（吸气时血压下降）；心音遥远；窦性 心动过速；颈静脉怒张。

（4）若心脏压塞发生， 应大量补液以排除心脏压塞；遵医嘱给血管活性药物，提 高重要脏器的灌注压；床前准备急诊开胸包， 并做好术前准备。

（5）婴幼儿对失血的耐受力差 ，应及时补足失血量 ，引流出的液量要用全血补足。

（6）利尿剂的使用应适量，并监测中心静脉压或毛细血管嵌压的变化，避免并发低血容量。

（7） 术后婴幼儿易激动，要加强护理。

第四节 全肺切除合并上腔静脉置换术护理

【护理特点】

1. 1. 术前护理

（1）心理护理：大多数患者担心手术及麻醉意外的发生， 对手术后果难以预料，均表现焦虑、恐惧感，影响休息睡眠。针对不同情况，护士应热情关心，多与患者沟 通交流，提供患者医疗护理成功方面的信息，用娴熟的技术赢得患者的信任，树立战 胜疾病的信心。

(2)合理营养及皮肤的护理：患者应卧床休息，给予营养丰富的低盐饮食，注意控制钠盐摄入量，以减轻身体上半部水肿。由于患者颈面部肿胀及结膜充血使皮肤抵抗力下降 ，易受损伤及感染，需加强皮肤黏膜护理，保持床单的干净平整，病人按时翻身、 活动、皮肤保持清洁干燥。

(3)术前一般检查及护理：患者入院后详细询问疾病史，做好全麻术前准备，了解病人心、肺、肝、肾功能，有无凝血异常，检查凝血酶原时间，准确测量体重，为 术中应用麻醉约及计算血容量、术后补液提供依据。

(4)密切观察 SVCS 症状进展情况及监测生命体征变化，SVCS 患者均有平卧时气 短情况，尤以夜间为重，可取头高足低位，使纵隔下降，胸腔扩大，增加肺通气量， 改善呼吸困难，减轻脑缺氧，同时给予低流量吸氧。剧烈咳嗽、呼吸困难及口唇发绀 较重时，可给氧流量 6～8L /min，注意呼吸、心率、血压的变化并做好记录。注意测 血压时应以左上肢为准，因上腔静脉血流受阻，静脉压增高，右上肢动脉压也增高。 在建立静脉输液通道时，应选择下肢静脉输液，避免加重 SVCS 症状及静脉炎的发生。

(5)术前肺功能锻炼，指导患者学会正确咳嗽、排痰及进行深呼吸锻炼，每日进 行锻炼 3 次，以增加肺活量，改善呼吸循环功能，提高术后咳嗽、排痰、胀肺的效率，预防肺部并发症。

2.术后护理

(1)密切观察生命体征变化，观察病人呼吸、循环系统等方面的表现， 如呼吸节律、 深度、肺部呼吸音情况，定时监测动脉血氧分析及经皮测指端血氧饱和度。由于 手术创伤大，患者心脏应激性增强，低氧血症使心肌缺血缺氧，易诱发心律失常，因 此， 应密切观察心律、心率变化，分析异常心电波形并及时处理。护士应掌握动脉血氧 分析、水电解质的正常值及意义，了解急性呼吸循环衰竭的早期表现以及时抢救处理。

（2） 呼吸道护理：及时清除呼吸道分泌物 ，保持呼吸道通畅是缓解 SVCS 症状、 预防肺部感染的重要措施。指导患者主动咳嗽与辅助咳痰相结合。主动咳嗽是嘱患者 以腹式呼吸为基础，在吸气末时引发咳嗽；辅助咳痰措施有超声雾化吸入及手法拍背助咳，酌情予以祛痰药。雾化吸入时可给予一定剂量的抗生素及蛋白溶解酶，以消炎 祛痰，湿化气管及稀释痰液，协助翻身拍背，使气管内分泌物便于排出。

（3）严密观察并记录 SVCS 改善情况及严格控制出入量 ，每小时测量中心静脉压，维持在 0.588～0.981Kpa ；观察颜面、上半身水肿消退情况，遵医嘱给予利尿药物 以缓解体内液体滞留，促进局部水肿消退，减轻心脏前负荷，控制进入量及钠盐摄入量，注意在静脉输液时控制输液速度，避免造成肺水肿及心衰发生， 准确计算出入液 量并记录。

（4） 胸腔引流管的管理及出凝血的观察：患者出血量与一般开胸手术不同， 出血量多少与术中止血情况，与残存体内的肝素在一定时间内所发挥作用及术后次日起服 用抗凝药有关。因此， 保持胸管通畅，及时、准确记录单位时间的引流量及性质，每 30 分钟挤压 1 次胸管，观察引流液的浓度，计算累积量，若出血过多，及时输血补液， 防止出血性休克。

【健康教育】

SVCS 患者行上腔静脉置换术后 ，口腔静脉压力降低 ，血流缓慢 ，且管腔容易受压 ，易导致血栓形成，使管腔再度闭塞。因此， 患者在术后第二天起服用潘生丁 25mg，每日 2 次 ，复方丹参片 3 片 ，每日 3 次 ，抗凝半年 ，并嘱患者定时复查凝血酶原时间，警惕抗凝药物用量，保证抗凝治疗安全有效。

第十三章　神经外科常见疾病护理

第一节　头皮撕裂伤护理

【概述】

头皮撕裂伤是常见的开放性头皮损伤， 多为锐器或钝器打击所致。头皮血管丰富，出血较多，可引起失血性休克。

【护理要点】

一、急救护理

1. 损伤出血者，局部加压包扎。

2. 休克的护理　大块头皮自帽状腱膜下层或连同骨膜一并撕脱者，防止病人因 痛或失血而致休克，需包扎创面后，平卧保暖，补充血容量。

3. 撕脱头皮的保存　妥善用无菌敷料将撕脱头皮包好，置于放有冰块的容器中，随伤员送往医院，争取清创再植。

二、 创面的处理

1. 单纯头皮裂伤　应尽早施行清创术， 剃除裂口周围至少 8cm 以内毛发，用无菌盐水冲洗伤口，然后用消毒软毛刷蘸肥皂水刷净创面周围皮肤；彻底清除创面内毛 发、 泥沙等异物，用无菌盐水及消毒液清理创面及周围皮肤后缝合。

2. 头皮撕脱伤　根据骨膜及皮瓣是否完整、有无明显污染以及就诊时间，行头皮 瓣复位再植， 自体植皮及创面植皮。

三、病情观察

1. 观察生命体征及意识瞳孔变化　头皮撕脱伤病人观察血压、脉搏的变化，防止 休克；合并颅骨骨折及颅内损伤的病人，观察有无意识障碍、瞳孔大小及对光反射。

2.观察移植头皮有无感染及坏死。

3.观察体温的变化。

4.保持头部伤口敷料清洁、干燥、固定、防止滑脱。

四、一般护理

1.病人取健侧卧位， 头皮撕脱伤的病人为了保证植皮片不受压滑动，采取坐位，休息时可取俯卧或伏在病床上休息。

2.使用抗生素预防感染。

3.护理　受伤病人由于创伤及自我形象紊乱，而造成心理疾患。医护人员应针对病人的心理问题，依据病情的相关知识，对病人加以心理护理，并以周到、热情的服 务赢得病人的信任。

4. 24小时内注射破伤风抗毒素。

五、心理护理

注意与病人及其家属的沟通，及时解释和说明病情 ，缓解病人及其家属的紧张和焦虑情绪，使其以愉快的心态配合治疗和护理。向病人及其家属说明疾病相关知识、 治疗护理要点及相关注意事项等。

六、 出院指导

1.个人卫生　嘱病人不可抓挠头皮，防止头皮破溃而引起继发感染。

2.皮瓣移植手术后定期复诊。

第二节　脑脓肿的护理

【概述】

脑脓肿是颅内局限性炎症所致。常见病因有耳源性、外伤性，全身感染等。主要 的手术方法有穿刺抽脓、脓肿切除、脓肿引流等。通常所说的脑脓肿是指化脓性细菌感染引起的化脓性脑炎、脑化脓及脑脓肿包膜形成少部分也可是真菌及原虫侵入脑组织而致脑脓肿。常见的致病菌为金黄色葡萄 球菌、变形杆菌、大肠杆菌和链球菌。脑脓肿的处理原则是：在脓肿尚未完全局限以前，应进行积极的抗炎症和控制脑水肿治疗。 脓肿形成后，手术是唯一有效的治疗方 法。

【护理要点】

术前护理

1.一般护理

（1）抬高病人头部15°～30° ，减轻头痛症状，合并癫痫者去枕平卧，头偏向一侧。

（2）早期足量使用抗生素及脱水利尿药物。

（3）饮食：病人全身感染症状明显，剧烈呕吐者可暂禁食水。呕吐停止后可给予高热量、高蛋白、高维生素、易消化流质或半流质饮食，注意食物的色香味；不能进 食者，行静脉营养支持，改善全身情况，增强机体抵抗力。

（4）注意休息，避免不良刺激，预防咳嗽、便秘。

（5）术前禁食、禁饮水，备皮、备血。

2.病情观察

（1）观察生命体征、意识、瞳孔变化及头痛、呕吐情况，注意有无头痛、恶心、呕吐等症状，警惕脑疝的发生； 监测体温变化，高热者行降温处理。

（2） 观察有无急性化脓性感染的局部及全身症状 ，如：发冷、发热、头痛、呕 吐、颈项强直；耳源性脑脓肿常伴有慢性中耳炎和乳突炎 ，血源性脑脓肿常伴有胸腔 感染性疾患、腹部或盆腔炎症、脓毒败血症等。

（3）观察有无脑受压局灶症状，左颞叶脓肿常有失语，对侧偏盲及轻度偏瘫，额 叶脓肿出现性格改变。

（4） 脓肿破溃后病人出现突然昏迷、寒战、全身抽搐，甚至角弓反张。

（5）使用脱水剂，观察有无水、电解质失衡症状；大剂量使用抗生素，观察有无 继发性感染，如真菌感染，落实基础护理。

（6）注意是否合并癫痫，观察开始抽搐的部位、 眼球和头部转动的方向。

3. 症状护理

（1）高热的护理：物理降温，采用额部、 腋下、腹股沟区局部冷疗， 或冰枕、冰帽降温。注意保护耳郭，或采用温水擦浴 （低于皮肤温度 2 ℃ ） 、酒精温度、冰盐水灌肠等；药物降温，适用于高热经物理降温无效者。用药过程中注意病人反应及降温效果，按医嘱行冬眠或亚冬眠疗法。

（2）头痛的护理：头部抬高 15° ～30° ，保持病室安静，避免刺激，协助病人翻身，使病人舒适。持续低流量氧气吸入；按医嘱使用脱水剂；应用抗生素，控制感染病灶。

（3）抽搐的护理：病人平卧 ，头偏向一侧或侧卧位，吸出口鼻腔分泌物 ，保持 呼吸道通畅；床边备急救药品及器械；使用镇静剂，如安定、苯巴比妥针剂。专人守护，床边加护栏，确保病人安全。

4. 术前准备

（1）术前进行支持，对症治疗， 改善全身情况，增强抗病能力。

（2）术前晚禁食 12 小时，禁饮 4～小时，备皮。

（二）术后护理

1. 一般护理

（1）术后病人平卧，观察意识、瞳孔及生命体征情况。

（2）保持引流管通畅，观察并记录引流液的性状及量，防止引流管扭曲、滑脱。

（3）待麻醉清醒后，无胃肠道并发症，即可进流质饮食，逐步过渡至普食。

（4）根据药敏试验选择敏感的抗生素，遵医嘱使用脱水剂和利尿剂。

2. 并发症的观察与护理

（1）化脓性脑膜炎：表现为全身感染症状，如：畏冷、发热、全身不适，并有咳嗽、流涕、咽痛等上呼吸道感染症状，明显头痛伴呕吐、颈项强直、全身肌肉酸痛， 应选用敏感抗生素及激素，同时注意营养，水电解质平衡，防止脑水肿发生。

（2）脓肿复发： 进行引流护理时，要保持引流管固定与通畅，拔管不宜过早。

（3）偏瘫、失语、癫痫 ：指导病人正确服用抗癫痫药物及肢体、 语言功能的锻炼。

（三）出院指导

1. 增加营养摄入。

2. 养成良好卫生习惯，讲究个人卫生。

3. 指导病人按时按量服用抗癫痫的药物，不多服，不漏服。

4. 针对脑受压的相应症状，指导病人进行康复治疗。

第三节 颅骨骨折护理

【概述】

颅骨骨折指颅骨受暴力作用所致颅骨结构改变。可分为颅盖骨折及颅底骨折。根 据骨折的形态分为线性骨折、凹陷性骨折和粉碎性骨折。颅骨骨折的重要性不在于骨 折本身，而在于骨折所引起的脑膜、脑、血管和神经损伤，可合并有脑脊液漏，颅内 血肿及颅内感染等。

【护理要点】

一、一般护理

1. 休息　线型骨折或较小凹陷性骨折无需特殊处理，只需卧床休息，对症治疗；颅底骨折伴脑脊液漏的病人，应取半坐卧位或头偏向患侧，以利愈合。

2. 给清淡易消化流质、半流质食物　病情稳定后给高热量、高蛋白、高维生素、富含纤维素的饮食。

3. 保持大便通畅　指导病人定时排便，必要时给缓泻剂，避免用力排便。

4. 24 小时内必须注射破伤风抗毒素。

二、 并发症的护理

1. 颅内高压　骨折或凹陷性骨折范围较大及颅骨骨折病人，应严密观察生命体征及意识、瞳孔的变化。有无颅内高压症状 ，如剧烈头痛、频繁呕吐等现象，及时给脱 水剂并对症治疗。

2. 颅内感染

（1）对开放性颅骨骨折如颅底骨折伴有脑脊液外漏的病人，按脑脊液漏的护理。

（2）遵医嘱使用抗生素。

（3） 颅内低压综合征：取端坐卧位或抬高头部时，头痛加重并伴眩晕、呕吐、厌食等一系列症状，补充大量盐水后可缓解。

三、心理护理

注意与病人及其家属的沟通，及时解释和说明病情 ，缓解病人及其家属的紧张和 焦虑情绪，使其以愉快的心态配合治疗和护理。向病人及其家属说明疾病相关知识、 治疗护理要点及相关注意事项等。

四、 出院指导

1. 病人应以高蛋白、高热量、高维生素饮食为宜。

2. 指导病人勿挖耳、抠鼻，也勿用力排便、咳嗽、擤鼻涕或打喷嚏。

3. 指导病人正确对待脑脊液漏，不可因症状轻微而疏忽大意， 也不要因脑脊液漏而忧心忡忡。

4. 有颅骨缺损的病人外出应加防护帽，可在伤后 3～6 个月行颅骨成形术。

脑干损伤护理

【概述】

脑干损伤是一种严重的， 甚至是致命的损伤。有 10%～20%的重型颅脑损伤伴有 脑干损伤。 主要表现为伤后立即陷入持续昏迷状态，生命体征多有早期紊乱，瞳孔变 化。出现锥体束征及去大脑强直等。累及延髓时，则出现严重的呼吸循环功能紊乱。

【护理要点】

（一）一般护理

1. 评估　定时评估病人的呼吸频率、深度、节律。

2. 病情初期　密切观察意识、瞳孔及生命体征的变化，每半小时 1 次。稳定后每 2 小时 1 次。

3. 抢救仪器及物品的准备　床旁备电动吸引器、供氧装置、心电监护仪、人工呼 吸机、抢救盘。

4. 保持病人呼吸道通畅　持续低流量氧气吸入，间断吸痰。气管切开的病人严格落实气管切开术后常规护理，持续心电监护。呼吸骤停或呼吸功能差者给予人工呼吸 机辅助呼吸。

5. 保持皮肤完整及皮肤血液循环良好

（1）注意观察皮肤颜色，骨隆突处有无红、肿、破溃现象。

（2）保持皮肤清洁、干燥。

（3）保持床单平整与清洁。

（4） 足跟、骶尾部等骨隆突处给予保护。

6. 预防感染

（1）加强各项基础护理，如眼、耳、鼻、口腔护理，会阴擦洗。

（2）全身营养支持疗法，增强机体抗病能力。

（3） 引流袋、供氧装置每日更换。

（4）严格执行消毒隔离制度，进行护理操作时，严格遵守无菌技术操作规程。

7、迁延性意识障碍　用神经营养药物，加强护理。

（二）饮食护理

1. 发病 72 小时内禁食，留置胃管定时抽吸，观察胃液的颜色。

2. 无应激性溃疡者，鼻饲低盐、低脂、高蛋白、高维生素的流质饮食，4～6 次 / 天，1500～2000ml / 天，鼻饲液温度 38° ～40 ℃。

3. 评估胃肠功能及营养状况。

4. 每周更换鼻胃1次。

（三） 并发症的护理

1. 呼吸和循环功能衰竭 严密观察生命体征变化，出现异常及时处理。

2. 吞咽困难 进行鼻饲，保持足够营养。

3. 中枢性高热

（1）传统物理降温法，如：冰枕、大动脉冷敷、酒精擦浴、冰袋大动脉冷敷。

（2）使用人工降温冰床或电子冰帽降温。

（3）遵医嘱使用低温冬眠疗法降温。

（4）静脉补充水分、电解质、营养物质。

4. 应激性溃疡

（1）禁食水，持续胃肠减压。

（2）观察胃内引流液性质、量及颜色。

（3）遵医嘱使用止血剂、制酸药物。

5. 电解质失衡 观察病人有无脱水症，遵医嘱定期监测血生化。

（四）心理护理

注意与病人及其家属的沟通工作，及时解释和说明病情，缓解病人及其家属的紧 张和焦虑感，使其以愉快的心态配合治疗和护理。向病人及其家属说明疾病的相关知识

识、治疗护理要点及相关注意事项等。

（ 五） 出院指导

1. 肢体瘫痪、去大脑强直病人，每日进行肢体被动性功能锻炼。

2. 每2小时给病人翻身、 叩背，防褥疮。

3. 运动前可先用热水热敷关节。以促进肌肉放松。

第十四章　骨科常见疾病的护理

第一节 颈椎病的护理

【概述】

指颈椎间盘退行性变及其继发性椎间关节退行性变所致脊髓、神经、 血管损害而 表现出的相应症状和体征。

【护理要点】

1．术前护理

（1）心理护理：保持情绪稳定，给予心理疏导，使病人积极配合各项治疗及护理。

（2）适应性训练：前路手术术前 3 天试戴颈托，以增加术后适应感 ，后路手术须 术前练习床上大小便，避免术后便秘及尿潴留。

（3）指导练习：教会病人深呼吸，有效的咳嗽、咳痰方法、戒烟酒、注意保暖、 预防感冒。

（4）气管推拉练习：颈椎前路手术术前 3 天练习气管、食管推移训练，以利于手术顺利进行。指导病人用食指、中指、无名指在颈部皮外插入预备作切口一侧的内脏鞘与血管神经鞘间隙处，持续地向非手术侧移位，每日数次，每次 10～20 分钟，使气管推至中线一侧，后路手术的病人因俯卧位时间长，易引起呼吸受阻，术前应指导俯卧位训练，每次 30～400 分钟，以适应术中体位。

（5）缓解疼痛：遵医嘱给予病人局部制动、牵引、理疗、 封闭，必要时用药物缓解疼痛。

2．术后护理

（1）严密观察生命体征：呼吸困难是前路手术后最危险的并发症。多发生于术后 1 ～日内， 应鼓励病人有效的咳嗽、咳痰，如咳痰费力，必要时可做雾化吸入，拍背协助病人咳痰，保持呼吸道通畅，患者有憋气及伤口感染时，应判断是否有血肿压迫气管所致，并做好气管切开和再次手术的准备。

（2） 保持颈部制动：病人术后搬运时，用围领固定颈部 ，不要做点头、摇头动，作，严禁坐位或半坐位时取下围领。翻身时保持头、颈、肩在一条直线上，防止颈部扭曲。

（3）观察刀口出血：如渗血湿透敷料应及时更换，若出血量大，应及时报告医生并协助医生采取止血措施。

（4）保持引流通畅：防止引流管扭曲、打折、脱落、阻塞， 自上而下挤引流管防止堵塞。注意观察引流液的量、颜色、性质，引流管术后 24～48 小时拔除。

（5）注意观察四肢感觉运动情况，术后第一天指导患者功能锻炼。

（6）饮食指导：前路手术术后 1～2 天患者有吞咽困难，可给温凉流质饮食。

脊柱侧弯的护理

【概述】

脊柱侧弯是脊柱一个或数个节段在冠状面上偏离身体中线向侧方弯曲 ，并伴有水平面以上脊柱的旋转和矢状面曲度的改变。脊柱侧弯研究学会规定，以站立位摄片冠状位 Cobb 角大于或等 10° 为脊柱侧弯。

【护理要点】

1.术前护理

（1）完善各项常规检查，了解心肺功能、侧凸节段和程度，以便术后观察治疗效果、进行预见性治疗和护理。

（2）练习有效地咳嗽、深呼吸，改善病人的心肺功能。

（3）训练床上大小便，以适应术后需卧床治疗的要求。

（4）指导病人进食高热量、高蛋白、高维生素食物，增强机体抵抗力。

（5）术前 1 日及术日常规准备。

2. 术后护理

（1）生命体征观察：连接心电监护仪、监测血压、心率、血氧饱和度并记录。

（2）保持呼吸道通畅，持续氧气吸入，鼓励病人深呼吸、咳嗽排痰，必要时可用雾化吸入协助排痰。

（3）密切观察肢体感觉及运动情况，与术前对比发现异常及时报告医生处理。

（4）注意刀口渗血情况，保持刀口敷料清洁干燥，以免刀口感染。

（5）保持刀口引流管通畅 ，密切观察引流量及性质 。如切口引流量超过 300ml/5h，要密切观察生命体征，做好输血和手术止血的准备，如引流量少而色淡，病人出现头痛、恶心、呕吐时，可能有脑脊液，应去枕平卧或抬高床尾 30°，将负压吸引改为常压引流，前路手术的病人还应注意腹部情况，如有腹痛、腹胀，输血后血 压无法维持，要警惕有无大血管破裂，血液进入腹腔的可能性。

（6）饮食护理：后路手术病人 6 小时后，无恶心、呕吐等不适，可进少量流质或半流质饮食，次日给普通饭。

外伤性截瘫护理

【概述】

外伤性截瘫是指脊柱由于受外力而导致脊髓损伤部位以下的肢体发生瘫痪的病 症。多因直接或间接暴力引起，损伤部位易发生在脊柱活动频繁的节段或生理弧度转 换处，损伤程度一般与暴力大小成正比。

一、呼吸道并发症的预防及处理

鼓励病人咳嗽和深呼吸，措施因人而异，初期可适当给以镇静剂，定时翻身并叩其胸背部， 帮助排痰，也可以用引水瓶的方法增进肺泡功能，必要时给以雾化吸入， 对高位截瘫的病人可行气管切开，保护呼吸道通畅，降低肺部并发症及死亡率。

二、 泌尿系统并发症的预防及处理

1. 截瘫早期，持续导尿，24 小时开放引流，可防止膀胱机能损伤和尿路感染。

2. 留置尿管 2 周后定时放尿，每 3～4 小时放尿 1 次，晚上 6 小时放尿 1 次，有助于自律膀胱的建立。

3. 每周更换导尿管 1 次，更换前先排空膀胱，拔管后 4～6 小时再插入。

4. 长期使用尿管者多饮水，保持会阴部清洁、干燥，每日多巡视病人，防止尿管扭曲受压，保持通畅，每日换尿瓶 1 次，防止逆行感染。

5. 如有泌尿系统感染，应持续放尿 ，抬高床头 20～30cm，用抗生素液体做膀胱冲洗，每次量不超过 250ml，最后一次药液按需保留，以提高疗效。

三、 压疮的预防及护理

1. 定时更换体位， 保持皮肤清洁干燥，骨隆突处给予保护。

2. 保持床铺整洁、干燥。

3. 已发生压疮者，按压疮护理常规进行。

四、胃肠功能紊乱的护理

1. 定时进餐，多饮水，多食粗纤维食物。

2. 腹胀、便秘者，可行排气、导泻等处理。

3. 大便失禁者，应查明原因，对症处理 （慎用收敛药） 。

五、体温失调的护理

1. 高热的处理 以物理降温为宜，必要时行药物降温。

2. 低温的处理 采用保暖措施，物理升温。

六、心理护理与健康教育

注意与病人及其家属的沟通，及时解释和说明病情 ，缓解病人及其家属的紧张和焦虑情绪，使其以愉快的心态配合治疗和护理。向病人及其家属说明疾病相关知识、治疗护理要点及相关注意事项，并做好住院指导。

骨肉瘤护理

【概述】

骨肉瘤是一种恶性程度很高的骨肿瘤，起于原始间充质细胞的成骨细胞类。

【护理要点】

1. 化疗护理　局部毒副反应及护理

（1）静脉炎的防治：①稀释药物浓度不宜过高 ，给药速度不宜过快 ，给药前两种药物间，给完所有药物后应用生理盐水或葡萄糖液冲洗。②选择外周静脉条件较好者，有计划地由远及近，经常变换给药部位。下肢静脉易于栓塞，除上腔静脉压迫外，不宜采用下肢静脉注射。③如仍有静脉炎发生，可用硫酸镁湿敷，抬高患肢或理疗。④护士应了解各类药物的局部刺激作用，强刺激性药物给药过程中应有护士监护。对强刺激性化疗药物切忌渗漏皮下。如怀疑有外渗或已经发生外渗者 ，应立即停止药物注入。皮下注入解毒剂，局部涂氢化可的松软膏，冷敷 24 小时并抬高患肢。

（2）胃肠道反应：预防为主，注意口腔卫生。忌烟酒，饭前饭后用氯己定漱口， 睡前及晨起后用软牙刷清洁口腔，注意避免损伤口腔黏膜。

（3）骨髓抑制易于出现继发性感染和出血。常见的有肺炎、败血症、腹膜炎等。如果血小板低于 80～109 / L 时应暂停化疗，并给予升白药物或适当调整化疗药物的剂量。

2. 手术后护理

（1）截肢术后护理：①需绝对卧床直至切口拆线。②防止残端屈曲畸形，残端应 平放床上，绷带固定，避免髋前曲，为今后装假肢创造条件。③保持患肢切口敷料清洁干燥，渗血较多时，可局部加压包扎，床边应准备止血带，必要时止血用。④幻觉痛：可使用精神安慰剂，解释原因，一般可随时间推移至自行消失。⑤下肢截肢：术后应锻炼上肢及健侧下肢功能，增加肌力，利于以后用拐行走。

（2）瘤段骨灭活再植术后护理：①抬高患肢，促进静脉回流，减轻肢体肿胀。维持石膏的固定位置，直至凝固。石膏固定松紧适宜。②注意患肢末端血运、感觉和 运动情况。保持引流管通畅，保持石膏清洁干燥。③术后 1 周指导患者进行股四头肌锻炼。术后 2～3 周活动远端肢体的肌肉和关节，防止肌肉萎缩和关节僵直。④术后 6～8 周照 X 片 ，如无异常，可拆除石膏 ，指导病人活动关节并下床活动 ，注意循序渐进 ， 不可过早负重。

第十五章　妇产科常见疾病护理

第一节　淋病

【概述】

淋病是目前世界上发病率最高的性传播疾病。早在1879年Neisser首先发现淋病双球菌，又称淋病奈瑟菌。主要引起泌尿生殖器黏膜的化脓性炎症，也可侵犯眼、咽喉、直肠，甚至全身各脏器，引起相应的损害。主要通过性传播，是我国最常见的性传播性疾病，发病率占传统性病之首，也可经血行播散，引起淋球菌败血症。

【临床表现】

1.孕妇的表现　感染淋菌后，潜伏期一般为3～7d，20%～80%患者可无明显症状，多数孕妇也无症状。流行病学调查显示最常受累的部位为宫颈内膜（80%～90%），其次为尿道（80%），直肠（40%）及咽部（10%～20%）。孕妇最常见的仍为宫颈炎，其次为尿道炎、尿道旁腺炎及前庭大腺炎，但7%～10%的孕妇只有直肠携带淋菌。妊娠期播散性淋病明显高于非妊娠期，约占所有淋球菌败血症的40%～50%.淋菌经血循环和淋巴扩散引起全身性感染，导致淋菌性败血症，表现为高热、寒战、倦怠，手指及踝等水上关节附近典型的脓疱疹、有游走性关节痛甚至关节炎或腱鞘炎，严重者可有急性再出性心内膜炎、心肌周围炎、肝周围炎及脑膜炎等。

2.新生儿淋病

（1）新生儿眼炎：最常见。多在出生后1～2周内发病。开始表现为结膜炎、分泌物较多，24h后呈脓性，结膜水肿、充血，病情迅速发展为角膜浑浊、溃疡、虹膜睫状体炎，可导致失明。

（2）新生儿其他在外感染：新生儿也可发生菌血症、关节炎、头皮脓肿及其他类型淋菌感染，如脐、肛门、生殖器及鼻咽感染。

【护理】

1. 多种性病都有可能复发外，大多数是可以治愈的，因此，得病后不必过分担心和忧虑，为了尽快恢复健康，除药物治疗外，良好的情绪、营养与适当锻炼至关重要。

2. 遵医嘱治疗十分必要，自行停药、增减药物，或找游医治疗会有不良后果。

3. 定期复查对判断疗效和预后很有意义。您需要遵医嘱到医院复查。

4. 约请配偶或性伴来医院检查是对自己和他人健康负责的行为。

5. 您或您的家人、性伴如果出现某些可疑的症状（皮疹、溃疡、阴道或尿道分泌物异常等 ）怀疑有性病时，希望能尽早来正规医院检查治疗。因为早期诊断、早期治疗能够防止产生并发症和后遗症。

第二节　细菌性阴道病

【概述】

细菌性阴道病（BV）过去称为非特异性阴道炎。1955 年 Gardner 和 Dukes 首先从非特异性阴道炎患者中分离出阴道嗜血杆菌，因而称此病为阴道嗜血杆菌性阴道炎。到 80 年代人们发现此菌和其他嗜血杆菌不同，定名为阴道加特纳菌，改称此病为加特纳菌性阴道炎。1983 年在斯德哥尔摩国际会议上选定了最为简明的名称--细菌性阴道病，理由是其病原体不仅是阴道加特纳菌，而且还有其他厌氧菌；另外此病炎症不明显，阴道分泌物中白细胞稀少，称为阴道病比阴道炎更为恰当。

【临床表现】

1. 症状　有 20%～50%BV 患者是无症状的。BV 患者典型的症状是阴道分泌物轻度到中度的增加，并产生鱼腥臭味，常在月经或性交后加重。以后部分患者会出现一种或多种不适的症状，如阴道和阴道周围的痛痒、灼痛热痛，少数人发生下腹部疼痛、性交困难或尿痛症状。

2.体征 多数患者外阴和阴道黏膜无充血及红斑等炎症表现，有体征者仅占7%左右。可有阴道黏膜轻度水肿、发红，偶可见出血点。阴道分泌物增多，灰白色稀糊状白带均匀一致地黏附在阴道壁上形成薄层，而窟窿部较少，分泌物很易从阴道壁上擦掉。因表面光滑如油，故有“油膏状白带”之称。也有10%～15%病人出现小泡沫状白带，易与滴虫感染相混淆。

【护理】

1.穿棉质内裤，并且勤换，清洗外阴的毛巾和盆要单独分开。洗后的内裤要放在太阳下暴晒，不要晾置于卫生间内。

2.穿着衣物须透气，不要连续穿着连裤袜或紧身牛仔裤。

3.大便后擦拭的方向应由前至后，避免将肛门处的病菌带至阴道。

4.如果以前喜欢穿着泳衣坐在泳池边聊天，那以后可得改改了，在公共泳场、浴室这样的地方都不要随便坐，公共马桶也不例外。

5.请尽量保持开朗心情，因为心理原因也会降低身体免疫力，使病菌乘虚而入。

不要用消毒剂或各种清洁剂频繁冲洗外阴和阴道。清洗阴部的最好用清水，而不是各式各样的洗液。

第三节 妊娠合并急性阑尾炎

【概述】

急性阑尾炎（acute appendicitis）是妊娠期最常见的外科疾病。妊娠期急性阑尾炎的发病率与非妊娠期相同，国内资料为0．5‰～1‰。妊娠各期均可发生急性阑尾炎，但在妊娠前6个月常见，分娩期及产褥期少见。通常认为妊娠与急性阑尾炎的发生无内在联系。妊娠期阑尾炎临床表现不典型，增加诊断难度，使孕妇和胎儿的并发症和死亡率大大提高。因此应掌握妊娠期阑尾炎的特点，早期诊断和及时处理对预后有重要影响。

【临床表现】

因妊娠周数的不同，急性阑尾炎的临床表现可有明显差异，孕早期急性阑尾炎的特点与非妊娠期基本相同，以下主要为孕中、晚期急性阑尾炎的主要表现。

（一）症状

1. 腹痛　绝大多数急性阑尾炎患者腹痛起始于脐周或上腹部，逐渐转移至右下腹，部分患者可无典型的转移性腹痛，腹痛和压痛的位置逐渐上升，有的甚至可达右肋下肝区。腹痛的性质和程度取决于其病理类型：单纯性阑尾炎多为持续性腹痛或钝痛；化脓性或坏疽性阑尾炎则表现为阵发性剧痛或跳痛；阑尾腔梗阻者多呈阵发性绞痛。

2. 消化道症状　多数患者伴有恶心、呕吐、腹泻等症状。

3. 全身症状　可表现为全身乏力、发热、寒战等，阑尾穿孔时体温持续>38℃.

【护理】

（1）轻症者可采取保守治疗，严密观察孕妇的胎心、胎动，注意孕妇的腹痛情况，并注意孕妇的宫缩及阴道流血情况。

（2）严密观察孕妇的生命体征，并做好记录。

（3）根据医嘱应用抗生素，控制感染。

（4）遵医嘱给予黄体酮肌肉注射，以防止流产的发生。

（5）阑尾炎手术后，一般平卧 6 小时后改为半卧位，以利于引流。

（6）术后第二日可进食半流质，阑尾炎穿孔或已有腹膜炎者禁食 3～5 日，肠蠕动恢复后再进食。

（7）引 导孕妇早日下床活动，防止肠粘连的发生

（8）密切观察胎心及胎动，定时进行胎心监护，继续给予氧气吸入，并给予保胎药物，如多力妈、维生素 E 等，应用沙丁胺醇、硫酸镁减少流产、早产的发生概率。

（9）继续应用抗生素预防术后的感染。严格各项无菌操作。

（10）做好出院指导，做好孕妇的围产期保健工作

第四节　　妊娠合并急性乳腺炎

【概述】

急性乳腺炎是指乳腺的急性化脓性炎症，初产妇多见，于产后 3～4 周发病，约 10%患者可发展成为乳腺脓肿。

【临床表现】

1. 早期乳腺炎　患者高热、寒战、患侧乳房肿胀、疼痛，乳房面皮肤发红，浅表静脉曲张。检查患侧乳房有界限不清的肿块，触痛明显。

2. 乳腺蜂窝织炎　炎症继续发展，疼痛加剧，乳房表面皮肤红肿、发热。检查可触及坚硬肿块、压痛明显，俯下可触及肿大的淋巴结。血中白细胞尤其中性粒细胞明显升高，核左移。

3. 乳腺脓肿　乳腺炎症逐渐局限而形成脓肿。体温可高达 39～40℃，疼痛加剧呈跳痛，脓肿可单房或多房，可深可浅，浅表脓肿波动明显，易向皮肤表面破溃，深部脓肿可向乳腺后疏松结缔组织内侵犯，形成乳腺后脓肿。

4. 败血症　病变弥漫发展，引起全身症状，导致败血症或感染性休克。

【护理】

1. 注意饮食调摄：宜食清淡而富于营养的食物，多食新鲜蔬菜瓜果，如西红柿、丝瓜、黄瓜、鲜藕、橘子等，忌食辛辣、刺激、荤腥油腻之品。

2. 保持乳头清洁：防止乳头损伤，若乳头破损，细菌可由此入侵。在妊娠

期，应经常用温水、肥皂洗净两侧乳头。乳头内陷，可经常通过挤捏、提拉乳头加以矫正。做好婴儿口腔卫生，婴儿不可含乳头入睡，避免细菌直接侵入乳管，哺乳后应用温水清洗乳头，一旦乳头有破损应及时治疗。

3.避免乳汁淤积：乳汁淤积有利于细菌的繁殖，是发病的重要原因。应养成定时喂奶的习惯。每次哺乳应让乳汁吸空，如有淤积，可用吸乳器或按摩帮助乳汁排空。患病早期，脓肿尚未形成时可采取乳房按摩，使瘀滞乳汁得以疏通，在按摩前先用热毛巾外敷患侧乳房10～15分钟，再在患侧乳房上涂上少量润滑油，自己可用五指由乳房四周轻轻向乳头方向按摩，逐渐施加压力，将瘀滞的乳汁逐渐推出。如有严重感染或脓肿引流后并发乳瘘时，可考虑终止哺乳。常用终止乳汁分泌的方法是：炒麦芽60克，水煎服，分多次服，每日一剂，连服2～3日。

第五节　妊娠合并病毒性心肌炎

【概述】

各种嗜心性病毒所引起的心肌急性和慢性炎症称病毒性心肌炎。心肌组织学改变常为非特异性，早期常表现为程度不一的弥漫性或局灶性间质水肿，在炎性细胞浸润灶内伴有程度不等的纤维变性与坏死崩解；后期常有不同程度的间质纤维化。有时可累及心包或心内膜而并发心包炎或心内膜炎。随着病毒感染的日趋增加，病毒性心肌炎发病率增加，妊娠合并病毒性心肌炎患者也相应增加。

【临床表现】

1.病史　发病前1～2周常有急性病毒感染史，常以呼吸道和肠道病症状为主，伴有肌肉痛、发热和关节痛。

2.症状　病情轻重不同临床表现不一，主要取决于病毒毒力大小。病毒毒力弱引起的局限、微小和散在的间质性心肌炎，可无症状或仅有头晕、乏力、心悸和胸闷等表现。只有心包炎或心肌损伤引起心排血量降低发生相对性冠状动脉供血不足时，才表现出胸部不适及心前区疼痛。重者可因心肌弥漫性病变而呈暴发性心肌炎，中毒症状明显者，可发生致命性充血性心力衰竭而很快死亡。也可发生严重室性心律失常和传导阻滞并发阿-斯综合征或猝死。妊娠期合并心肌炎的特殊表现相当少，轻者可无症状，重者可表现为严重或进行性呼吸困难、端坐呼吸、阵发性夜间呼吸困难或蒙田和性呼吸困难。如妊娠期出现以上情况，原因不明须做进一步检查以除外心肌感染。

【护理】

1. 预防感染：病毒性心肌炎是感染病毒引起的。防止病毒的侵入是十分重要的。尤其应预防呼吸道感染和肠道感染。对易感冒者平时应注意营养，避免过劳，选择适当的体育活动以增强体质。避免不必要的外出，必须外出时应注意防寒保暖，饮食卫生。感冒流行期间应戴口罩，避免去人口拥挤的公共场所活动。

2. 劳逸结合：应避免情绪突然激动或体力活动过度而引起身体疲劳，使机体免疫抗病能力降低。

3. 适当休息：急性发作期，一般应卧床休息 2 至 4 周，急性期后仍应休息 2 至 3 个月。严重心肌炎伴心界扩大者，应休息 6 至 12 个月，直到症状消失，心界恢复正常。心肌炎后遗症者，可尽量与正常人一样地生活工作，但不宜长时间看书、工作甚至熬夜。

4. 饮食调摄：饮食宜高蛋白、高热量、高维生素。多食葡萄糖、蔬菜、水果。忌暴饮暴食，忌食辛辣、熏烤、煎炸之品。吸烟时烟草中的尼古丁可促进冠状动脉痉挛收缩，影响心肌供血，饮酒会造成血管功能失调，故应戒烟忌酒。食疗上可服用菊花粥、人参粥等，可按医嘱服用生晒参、西洋参等，有利于心肌炎的恢复。

5. 体育锻炼：在恢复期时，根据自己的体力参加适当的锻炼，如散步、保健操、气功等，可早日康复及避免后遗症。心肌炎后遗症只要没有严重心律失常，可参加一般性的体育锻炼，如慢跑、跳舞、鹤翔庄气功、太极拳等，持之以恒，对疾病的康复肯定是有利的。

第六节 妊娠合并肺炎的护理

【概述】

肺炎是指包括终末气道、肺泡腔及肺间质等在内的肺实质炎症。肺炎是妊娠期严重的内科并发症，孕期虽少见但却是孕妇非产科感染的常见原因之一，也是非产科死亡的主要原因之一。其病因以感染最常见，如细菌、病毒、真菌、支原体等。虽然病毒性及支原体性肺炎有上升趋势，但细菌性肺炎仍占绝大多数。近年妊娠合并肺炎有增加趋势，20 世纪 60 年代统计的发病率为 1:118，70 年代发病率为 1:2000，80 年代为 1:1287，80 年代末期为 1:367，近年来发病增加的原因可能是多方面的，如慢性呼吸系统疾病的发病率增加、免疫缺陷性疾病及吸食毒品的增加等，其他可能的原因还包括吸烟、合并心血管疾病、贫血等。

【临床表现】

肺炎球菌引起的肺炎在发病前常有受凉淋雨、疲劳、病毒感染史，大多数有数日的上呼吸道感染的前驱症状。起病多急骤，高热、寒战，体温通常在数小时内升高到 39～40 ℃，患者感觉全身 肌肉酸痛，患侧胸痛，咳嗽或深呼吸时加剧。痰少，可带血或呈铁锈色。感染严重时可伴发休克、急性呼吸窘迫综合征及神经症状，表现为神志模糊、烦躁、呼吸困难、嗜睡、昏迷等。本病自然病程在发病 5～10d 体温可自行骤降或逐渐消退。使用有效的抗生素药物可使体温在 1～3d 内恢复正常。

流感嗜血杆菌引起的肺炎是妊娠合并肺炎中的第二致病菌，在机体免疫力低下时容易发病。临床表现和肺炎球菌相似，但容易形成肺多发性脓肿，病变常累及双侧肺下叶；若涉及胸膜，可引起胸膜渗液或脓胸。胸片表现为肺叶实变，常伴有胸腔积液。

金黄色葡萄球菌引起的肺炎常表现为急性化脓性感染，病情较重。本病起病多急骤，高热、寒战、胸痛，痰多为脓痰，量多，病情严重者可早期出现循环衰竭。胸片表现为支气管肺炎，可见片状阴影和（或）空洞及液平。

克雷白杆菌引起的肺炎多见于老人、营养不良、慢性支气管－肺疾病及全身衰竭等机体免疫功能低下患者。本病起病急，高热、咳嗽、痰多及胸痛，可有发绀、气急、心悸，约半数患者有畏寒，可早期出现休克。临床表现似严重的肺炎球菌肺炎，但其痰常呈黏稠脓痰，量多。胸片表现为支气管及肺叶浸润性改变，也常伴有胸腔积液。克雷白杆菌肺炎预后差，病死率高。

查体：典型的肺炎有发热、呼吸困难，触诊时可有震颤增强，叩诊为浊音，听诊可闻及湿啰音，伴有胸腔积液时，呼吸音减弱，有胸膜摩擦音。

【护理】

1、应住院观察治疗，充分休息，注意病情变化，及时处理。

2.隔离、消毒。对患者应实行呼吸道隔离，医护人员与患者接触时要戴口罩。患者用过的食具洗净后煮沸消毒。

3.有呼吸困难者应吸氧，并采取半坐位。

4.给予易消化的半流质或软食，饮食以高热能及多种维生素为主，多饮水，或给予补液。补液速度不宜过快，以免发生心力衰竭及肺水肿。

5.注意口腔卫生，每次餐后刷牙，防止口腔感染。

6.病室要光线充足，温暖适宜，空气流通。

7.安慰、鼓励患者，使其树立战胜疾病的信心，积极配合治疗

第七节 宫颈癌的护理

【概述】

宫颈癌是最常见的妇科恶性肿瘤。患者年龄分布呈双峰状，35～39 岁和60～64 岁，平均年龄为 52.2 岁。病因至今尚未完全明了。其发病与早婚、性

生活紊乱、过早性生活、早年分娩、密产、多产、经济状态、种族和地理环境，通过性交感染某些病毒如单纯疱疹病毒Ⅱ型、人乳头状瘤病毒、人巨细胞病毒等因素有关。另与高危男子（凡配偶有阴茎癌、前列腺癌或其前妻曾患宫颈癌均为高危男子），有性接触的妇女，易患宫颈癌。

【术前护理】

1. 菜花型宫颈癌应注意防止发生阴道大出血，出血时应立即协助医师用纱条填塞止血。

2. 保持外阴清洁，每天冲洗外阴。

3. 晚期病人出现下肢、腹股沟、股及骶部疼痛和膀胱刺激征时，遵医嘱给予对 症处理。

4. 观察病人的生命体征及一般状况。

5. 遵医嘱记录出入量、补液；高热时物理降温，预防并发症的发生。

6. 按妇科腹部手术护理常规。

【术后护理】

1. 保持引流通畅，观察引流液量、性质。

2，留置尿管期间保持通畅，外阴清洁指导膀胱功能恢复练习。

3，按妇科腹部手术护理常规。

第八节　子宫内膜癌的护理

【概述】

子宫内膜癌又称子宫体癌，是指原发于子宫内膜的一组上皮性恶性肿瘤，其中多数起源于子宫内膜腺体的腺癌，称子宫内膜腺癌或子宫内膜样癌，是女性生殖道常见的三大恶性肿瘤之一，占女性生殖道恶性肿瘤20%～30%0，居第二位，多见于老年妇女，50岁以上绝经前后，病情发展较慢，发现时病变多尚局限于子宫，故预后较好，5年生存率67%，Ⅰ期5年生存率为70%～76%，发病率近20年有上升趋势。

【术前护理】

1．保持外阴清洁，晚期病人合并感染时，可能出现大量脓性或脓血性阴道排 液，每天清洗外阴。

2．对症处理下肢、腰骶部疼痛和下腹胀痛及痉挛性子宫收缩。

3．遵医嘱给予物理降温，必要时给予静脉输液、输血治疗。

4．陪同术前常规护理。

【术后护理】

1．每日擦洗会阴一次，及时更换会阴垫，保持阴部清洁。

2．与家属联系给病人更多的爱和关怀，鼓励病人树立战胜疾病的信心。

3．观察引流液的性状及量。

4．按妇科腹部手术护理常规；化疗按化疗护理常规。

第十六章　儿科常见疾病的护理

第一节 支气管肺炎护理

【概述】

支气管肺炎是末端小支气管与附近的肺泡发炎。肺小叶的小部分或全部受累，故称小叶性肺炎，最常见于婴幼儿。由肺炎双球菌或一般呼吸道病毒所引起的，轻症约一周痊愈，重症有呼吸困难发绀。有的患儿可出现心肺功能不全等并发症。

【护理】

1. 呼吸道隔离：病儿按病原体、病程及病情轻重分室居住。接触腺病毒、金葡、绿脓杆菌等肺炎与危重病儿，要求医务人员和家属戴口罩，避免在原肺炎基础上继发感染。

2. 病室环境：病室应整齐、清洁、舒适，每日通风 3 次，每次 10～30 分钟，避免对流风，通风后在病室内洒热水，拖地，保持一定湿度。

3. 休息：有发热、气促均应卧床休息，咳喘病儿设半卧位，病情稳定后适当活动。

4. 饮食：幼儿选半流饮食，婴儿可选乳类，呛咳病儿可选糕干粉牛奶，用小奶孔奶头喂给，每吸吮 3～4 次拔出奶头使病儿休息片刻。每日总液量、热量、输液速度同腺病毒肺炎护理常规。

5. 口腔清洁：婴幼儿奶后饭后饮水，学龄儿早、晚漱口刷牙， 重症病儿做口腔护理。

6. 对症护理

（1）发热：按发热护理常规。

（2）烦躁：烦、喘、憋时，按医嘱给适当镇静剂，必要时可给氧气吸入或行冷空气疗法。将病儿头颈部盖好，暴露口鼻，打开窗户，避免对流风。

（3）腹胀：抬高床头，做肛管排气。

7.观察病情变化：观察病儿精神、神态、面色、脉率、呼吸、缺氧等变化，观察咳喘体质、痰的颜色、量、气味，及早发现并发症，及时与医生联系，及时治疗。

第二节 支气管哮喘护理

【概述】

支气管哮喘是一种发作性的变态反应性疾病，小支气管痉挛所产生的一种阵发性喘息，使呼吸发生困难、带有哮鸣音。多在幼儿期起病，常有个人过敏史及家族史，大部分病儿在青春期前后发作减轻。

【护理】

1.病室要空气新鲜，阳光充足，环境要安静舒适。室内避免放置花草、鸟羽等易引起过敏物质。

2.休息：半卧位，喘憋病儿及时给氧。

3.避免一切导致上呼吸道感染的因素，持续发作要控制感染。

4.吗啡会抑制呼吸中枢，并使支气管平滑肌紧张度增强，导致呼吸困难加剧窒息，因此本病禁用吗啡。

5.饮食宜选高蛋白、高钙、低碳水化合物、低盐的半流或软饭。避免诱发哮喘发作的食物如牛奶、蛋、鱼虾等。

6.及早发现发作先兆，如喉痒、胸闷、干咳、微烦不安等，及时与医生联系，按医嘱给镇静解痉剂。发作时呼吸困难，给氧吸入，使用超声雾化时按医嘱在雾化液中加平喘、抗炎药物，如蒸馏水30～50ml，异丙肾上腺素1mg，地塞米松2mg，糜蛋白酶5mg，庆大霉素4万单位或中药适量。

7. 喘重多汗，及时擦干汗，更换内衣，防止受凉。

8. 解除病儿思想顾虑，坚定治疗信心，向病儿及家长宣传间隙坚持治疗和加强锻炼的重要性，增强体质减少发作，直至终止发作。

第三节 小儿急性坏死性肠炎护理

【概述】

急性坏死性肠炎是一种胃肠道急性出血、坏死性疾患，以腹痛、腹胀、呕吐、腹泻以及便血为主要临床表现，病情发展迅速，常出现中毒性休克而危及生命，各年龄组小儿均可发病. 须加强密切观察，早期发现病情变化及时处理.

【护理】

1. 禁食和胃肠减压：由于小肠广泛性炎症及出血，必须禁食以减轻消化道负担，如出现严重腹胀并伴有呕吐者给予胃肠减压，并注意保持胃肠减压管通畅，注意引流物的性质、颜色及量，并记录 24 小时引流量，以供补液参考。

2. 静脉输液：由于禁食及频繁的血便，须静脉补液以迅速补充血容量，保持水与电解质平衡及维持营养、供给热量. 遵照医嘱保证输液顺利，记录 24 小时出入量。

3. 密切观察病情

（1）了解患儿腹痛部位及性质，有无腹胀、腹部肌肉紧张等。密切观察有无肠穿孔、腹膜炎等并发症. 病儿发病多以腹痛开始，初期为腹部不适感，逐渐加重后呈持续钝痛伴阵发性绞痛，以上腹部或脐周明显，少量进食即可引起腹痛加剧。较小的婴儿症状多不典型，易误诊。病初烦躁、呕吐、腹胀、腹泻伴明显中毒症状，一定要尽早拍腹片协助诊断。

（2）观察排泄物，注意呕吐物的颜色、黏稠度，呕吐次数、量的多少。观察大便性质是否呈洗肉水样、果酱样，有无坏死脱落的肠黏膜。

（3）根据病儿病情按时测量体温、脉搏、呼吸、血压. 观察神志改变，有无昏迷，抽搐、烦躁等，及时报告医生。

4. 对症护理：病儿高热时给物理降温或退热药；腹痛时可按医嘱给止痛镇静药. 中毒症状严重，使用冬眠药物时，病儿常处于嗜睡状态，呼吸道分泌物不易排出，此时防止呼吸道梗阻窒息及肺部并发症的发生是很重要的，应予患儿侧卧位，及时吸痰，保持呼吸道通畅。

5. 臀红的防治：病儿大便次数多，每次便后应洗净臀部，涂油，并及时更换尿布。

6. 补充营养，增加抵抗力：病儿在急性中毒症状好转后，又出现腹泻及消化不良，体质大多较消瘦，因此除输血、血浆、补充蛋白质及维生素，并注意控制感染外，在病情基本好转能经口进食时须给适量的高热量、高维生素流食，以保证营养，改善全身情况，以后根据病情逐步过渡到正常饮食。

第四节 心律失常护理

【概述】

心律失常大致分为心动过速、心动过缓、节律失常。如为功能性，一般不限制其活动量，在阵发性心动过速发作中应严密观察。对器质性心脏病儿按如下护理。

【护理】

1. 应及时配合医生抢救、治疗，给病人取半卧位，即刻吸氧，安装好心电监护仪，备好吸痰器、急救药品。

2. 建立静脉输液通道，遵医嘱给抗心律失常药物。

3. 严密观察病儿的面色、精神、神志、心率、心律、呼吸、血压等情况。

4. 设专护，填写危重病儿观察表。

5. 心律失常发作时每半小时测脉搏、呼吸、血压一次。病儿脉率在 120 次 / min 以上或 60 次 / min 以下及每分钟期前收缩次数均应记载并报告医生。必要时复查心电图，积极配合抢救。

6. Ⅱ度、Ⅲ度房室传导阻滞可出现心悸、乏力、头晕、晕厥、抽风等，发生阿-斯综合征，要严密观察患儿面色、呼吸、心率等，特别在病儿入睡后心率慢至 20～30 次 / min，或<40 次 / min 要立即将病儿唤醒，让病儿稍加活动或与医生联系，准备加用增加心率药物。

7. 观察药物反应

（1）洋地黄类见本书“心力衰竭护理”有关章节。

（2）利多卡因为阵发性室性心动过速常用药，静点速度快或用量过大，可致嗜睡、抽搐甚至呼吸心跳停止，应严格按医嘱掌握滴速。

（3）阿托品为抗心动过缓药物，此药有效量与中毒量很接近，应用时心动过缓好转后即停药，如出现面红、心率过快、高热、腹胀、烦躁、抽风甚至呼吸减慢等中毒症状，应立即报告医生停药，按医嘱给予处理。

8. 合并心力衰竭者按心衰护理。

第五节 小儿高血压护理

【概述】

一般在收缩与舒张压超过各年龄正常的血压标准者称高血压. 有头痛、头晕、失眠等症状，常见于肾脏疾病、神经系统疾病、内分泌疾病、心血管疾病等，至于原发性高血压病，在小儿少见。

【护理】

1. 血压明显增高者，绝对卧床休息，保持环境安静，情绪稳定，避免刺激。

2. 测量血压：重症病儿 1~2 小时测量 1 次，病情较稳定者每 4 小时测量一次。

3. 饮食：给低热量、低脂肪、低盐饮食，素食为宜，多吃水果。

4. 有头痛、烦躁不安的年长儿要说服使其情绪稳定，必要时按医嘱给适量镇静剂。

5. 观察

（1）服用降压药物后的反应，如头晕、乏力、鼻堵塞、嗜睡等。

（2）并发症的发生，如高血压脑病、心力衰竭等。

（3）病儿精神、神志、眼神、语言、面容、肢体活动、肌张力及呼吸状态、脉率、脉律、有无发绀、躁动等，及时与医生联系。

第六节 肝豆状核变性护理常规

【概述】

肝豆状核变性为遗传性酮代谢障碍的神经系统进行性疾病。由于大量的酮沉积在脑、肾、角膜及其他组织，因而出现各种临床症状，脑部的病变以纹状体为最显著，另有肝硬化。起病年龄为儿童期或青春期发病最多，10~25 岁多见。

【护理】

1. 密切观察病情变化，此病儿入院后如放置在轻病室，容易忽视病情进展，要多观察病儿有何反应。年龄小的肝脏症状多见，年龄较大病儿精神症状多见。

2. 进行性肝豆状核变性型多见儿童及青少年，肌张力障碍，走路时肢体姿势异常，也有的行动困难、手活动笨拙，应多给以帮助加强生活护理，注意不要摔倒发生意外。

3. 饮食护理，避免含铜高的食物，如肝、贝类、硬果类、巧克力、可可、蘑菇等。

4. 定期协助医生查肝功、血铜、铜蓝蛋白。

5. 骨骼的改变，临床上表现为关节痛“X”形腿，“O”形腿，鸡胸，脊柱畸形，个子矮，自发骨折等，所以要说服病儿绝对卧床休息。

6. 急性发作的严重的血管内溶血，同时有急性肝功能衰竭为首发症状病例。

这时应密切观察病情进展情况。此病死亡率极高，可在 1～3 周之内死亡，要提高警惕，做好抢救准备。

7. 为更好地配合治疗应按时服药，目前疗效最好的，又比较安全和方便的药是青霉胺，要在睡前 30 分钟服，和维生素 B6 同时服用。

8. 服药时间较长，3～6 个月或更长时间才能好转，但效果是肯定的. 因此要和家长、病儿讲清楚出院后坚持治疗，做好长期接受治疗的思想准备。

9. 注意观察药物反应，如食欲不振，恶心、呕吐、腹部不适、发烧. 关节痛、淋巴肿大。皮疹等用药后 5～10 天可出现，但大部分病儿不出现反应。

第七节 小儿癫痫病护理常规

【概述】

癫痫是一种发作性的、短暂的脑部功能失调而产生脑功能紊乱的综合征群。可由脑部器质性疾患或全身性代谢障碍而致病。临床发作形式有大发作、小发作、精神运动性发作。护理人员必须仔细观察各种类型癫痫的发作，对病因诊断提供帮助。癫痫的发病年龄以婴幼儿期最多，大多数发生于年龄前 7 岁以内。癫痫持续状态是一种危险的急症，发作可持续数小时或数日，若不及时正确治疗，可因生命功能的衰竭而死亡，存活者也可由于脑缺氧而产生脑损伤性后遗症，应给以充分重视。

【护理】

1. 病儿入院后放置有氧气、吸痰器及急救方便的房间为宜。

2. 准备抢救药品、物品，按急症处理。

（1）控制惊厥发作。

（2）预防和控制并发症的发生，要特别注意避免脑水肿、酸中毒、过高热及呼吸循环衰竭、低血糖等。

（3）协助医生积极寻找病因，针对病因处理。

（4）发作停止后立即根据医嘱长期使用抗癫痫药物治疗。

3.病儿在发作时除用药外，应尽量保护病儿防止发生坠床或摔伤现象。最好设有专人护理。

4.密切观察病情变化

（1）多在发作前数小时或数日内发生，如易激惹、不安、食欲改变、头痛或全身不适等。

（2）发作前数秒钟有先兆，最常有恐惧感，年长儿有幻听、幻视或错觉。

5.抽搐时准备牙垫，防止舌及口唇咬伤。

6.抽搐时头偏向一侧将下颌托起，松开衣裤带，防舌后倒引起窒息，采用大流量给氧法。同时备好吸痰管，呕吐时防止误吸。

7.配合医生准确给药，详细记录发作时间、肢体抽动次数、姿势及特点。

8.发作时禁止强行服药或进食，或用强力阻止病儿抽动易发生骨折和意外情况。

9.保证营养，不能进食者准备采用鼻饲喂养法。

10.注意口腔护理，神志不清每日3次。能进食病儿鼓励多吃蔬菜、水果，因长期服药可使牙龈增生、出血。

11.癫痫病儿不能到危险地方玩耍，特别注意他们的安全，防止发生意外。

12.向家长介绍本病治疗方法及注意事项，加强出院后的家庭护理管理。

（1）癫痫病儿必须按时、按量服用抗癫痫药物，不能随便停药。

（2）本病用药时间较长，是一项长期的耐心细致的护理工作，治疗是综合性的，除用药物治疗外还要取得家长和病儿的合作，较大儿童开展心理护理。讲清癫痫病的性质、治疗目的和方法。强调规律服药和定期复查的重要性，鼓励病儿准备接受长期治疗。

（3）安排好病儿生活。饮食过量、饮水过多、情绪激动、思想压力、睡眠不足或服用不必要的药物等都是发作的诱因，应当避免。

（4）观察用药后有无副作用发生，如测量血压、脉搏、呼吸。注射安定时速度要慢，用过苯巴比妥和水合氯醛等药物时，注意呼吸抑制的发生等等。

第八节 白血病护理常规

【概述】

白血病是造血系统的一种恶性肿瘤，主要是骨髓及血液内原始恶性细胞异常增生，影响正常造血，发生贫血、出血、伴发热，肝，脾，淋巴结肿大等。

【护理】

（一）一般护理

1.保护性隔离：与感染病儿分室居住，有条件者住单间，室内应保持清洁，空气流通，每日用1%的新消净擦地两次，紫外线消毒病室一次。医务人员进病室要戴口罩。

2.休息：白血病急性期有高热及出血倾向病人应注意卧床休息，减少消耗，防止出血。生活护理需护士协助。

3.做好食品管理：病儿应食新鲜易消化富有营养饮食，外购熟食应先蒸透后再食用，生冷食品应保证清洁新鲜，过硬食品不易消化食品不宜食用。

（二）对症护理

1.化疗时的护理：病儿使用化学药物后，常有恶心呕吐、食欲减退、胃肠道黏膜溃疡等胃肠道反应，秃发及骨髓抑制，甚至出现出血性膀胱炎现象。因此化疗时应遵医嘱给药给液，并按要求时间完成治疗项目。严格记录病儿24小时出入量，并监测尿pH，尿pH应在7~8之间。尿量不足、尿量过少，应及时报告医生，必要时增加液体。

2.防止化疗渗漏：有计划选择血管，注射时由远心端向近心端，避免反复穿刺，药液应稀释到所要求浓度，注射时先用生理盐水穿刺证实在血管内再缓慢推药，注意边推边抽吸回血，最后用生理盐水冲管。

3.出血的护理：出血是白血病的严重并发症，重要脏器出血可危及病儿生命。鼻腔出血是黏膜中出血最为常见，表现大量渗血、渗血可从鼻咽部吞入胃内，刺激胃黏膜引起呕血，向下可引起便血。局部处理方法，以油纱做鼻腔填塞，油纱一般可保留 24～48 小时再更换。口腔出血常见为齿龈出血，局部处理可用止血纱布，吸收性明胶海绵、压迫止血。

胃肠道出血时要密切观察病儿面色，脉搏、血压，如面色苍白、四肢冰冷，出冷汗、心悸等症状。应及时报告医生，采取抢救措施，并注意禁食，记录呕便血量。

颅内出血时病儿表现头昏，有剧烈头痛，呕吐，说话含糊，视力模糊，严重的神志不清，血压下降。应注意卧床，做好大静脉穿刺，以备治疗用药及输血。必要时给氧、镇静，护士应特别注意病情观察，注意病儿体温，脉搏、呼吸、血压、神志意识及瞳孔反应，做好一切抢救准备。

4. 血制品输入护理：白血病病儿经常采用输血及成分输血治疗，所有血制品输入均应严格执行核对制度及无菌操作，并需二人先后核对，准确无误方可输给病人，同时注意观察输血反应。

5. 降温的处理：发热是白血病病儿普遍的临床表现之一，有疾病本身的因素，更有感染因素，所以在白血病病儿降温处理上不能等待。临床常用物理降温有：温水擦浴，酒精擦浴，冰敷冰枕。物理降温注意点：皮肤有出血点病人禁用擦拭法。降温要注意观察病儿避免体温骤降，引起虚脱，一般降温应适度，体温下降至 38℃即可。降温效果不佳可配合通风及药物。

6. 感染的预防：白血病病儿抵抗力低下，长期使用化疗及免疫制剂，易发生感染，且感染不易局限。临床常见的感染为口腔、皮肤、呼吸道及消化道的霉菌及细菌感染. 因此要求我们做好无菌操作及保护隔离。一切操作均需使用碘酒酒精消毒，面积要比正常要求大。

预防口腔感染：每餐后嘱病儿漱口，小病儿做口腔护理，漱口液的选用以测病人口腔 pH 为准. 选用有针对性的漱口液。

预防皮肤感染：有条件每天洗澡一次，勤换内衣裤，保持床单清洁. 病情重者可用温水擦浴，每日两次使用75%酒精擦针眼处。

预防呼吸道感染。注意病室温湿度，每日使用紫外线灯照射病室半小时，减少探视次数，有呼吸道感染时应戴口罩进病室。

预防消化道感染：病儿使用的一切餐具每餐后需高压消毒，同时注意病儿饮食的新鲜清洁，特别在探视时做好卫生宣教，嘱病儿饭前便后洗手，小病儿需护士协助。

参考文献

[1]姜安丽．21世纪护理教育发展现状及我国护理教育面临的挑战和发展策略[J]．解放军护理杂志，2004，21(12)：1-3，51.

[2]张银华，袁群，易霞，等．护理本科生对护理技能教学与临床护理实践差异的认知研究[J]．全科护理，2015，(9)：2122-2123.

[3]罗先武，姜小鹰．护理技能教学与临床护理差异原因分析与对策[J]．护理学报，2006，13(10)：68-70.

[4]下洪琼，谭严．护理专业人才现状分析[J]护理研究，2013，27(30)：3329-3331.

[5]邓伟，马小琴．浙江省 5 家H级甲等综合医院护理技能临床执行频率及重要性的调查分析[J]．护理学报，2015，(19)：31-35.

[6]何晓蹤，谭小燕，唐英姿，等．基础护理技术临床应用情况调查分析[J]．齐鲁护理杂志，2012，18(24)：50-51.

[7]丁炎明．护理人员现代护理观与基础护理认识现状及两者之间的相关性分析[J]．中国实用护理杂志，2007(7)：56-58.

[8]章莉丽，俞申妹，冯佳，等．优质护理病房护理员规范化管理的实践和体会[J]．护理与康复，2013，(12)：1072-1074.

[9]陈杭健，陈京立，李玉玲，等．护理专业实习生对临床能力培养的需求研究[J]．中华护理教育，2014，101(7)：485-488.

[10]申莉，张振香，张春慧，等．护理学专业本科生临床能力评价与临床期望的研究[J]．护理研究，2011，25(35)：3223-3224.

[11]戴玉英，陈增良，沈清，等．护理专业构建W实践技能为核必的课程体系研究与实践[J]．中国高等医学教育，2006，(1)：94-96.

[12]姜小鹰，高權．高等护理教育与临床实践衔接的影响因素与对策[J]．中国护理管理，2009，9(1)：12-16.

[13] 陈红宇，付沫，陈艳，等. 临床基础护理落实现状调查分析与策略应对[J]. 护理学杂志，2010，2(1)：7-10.

[14] 范春.公共卫生学[M].厦门：厦门大学出版社.2009.

[15] 钟要红.公共卫生[M].杭州：浙江大学出版社.2012.